D1695511

ANJA SIPPEL

DER MAMA BECKENBODEN GUIDE

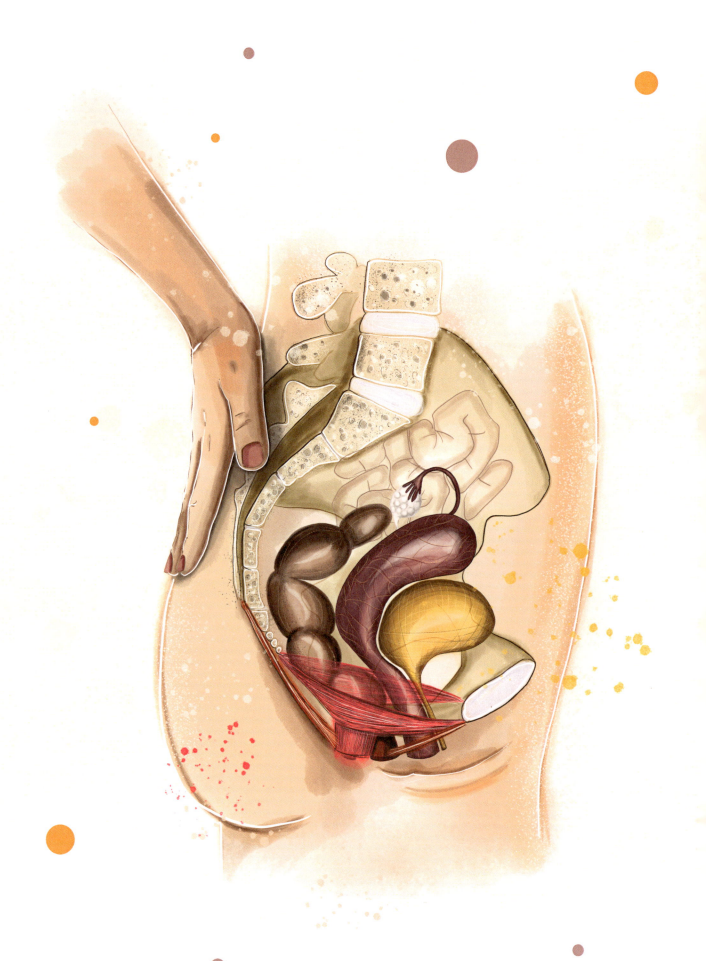

ANJA SIPPEL

DER Mama Beckenboden GUIDE

Unterstütze deinen Beckenboden während der
Schwangerschaft und danach.

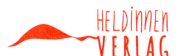
HELDInNEN VERLAG

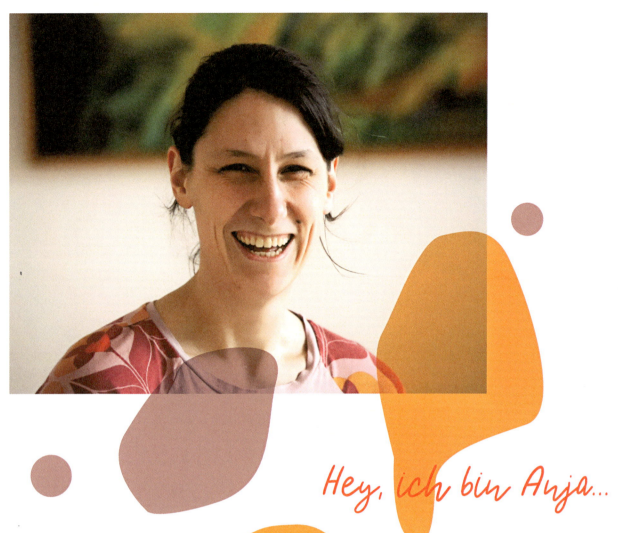

Hey, ich bin Anja...

...Physiotherapeutin (Bachelor), Sozialarbeiterin (Master) und Mama von drei wilden Jungs. Eigentlich war mein beruflicher Plan ins betriebliche Gesundheitsmanagement von großen Firmen zu gehen, aber nach meiner 3. Geburt kam dann alles anders: Im Gespräch mit meiner Hebamme und den anderen Frauen im Kurs habe ich gemerkt, dass es viele offene Fragen gibt, aber kaum PhysiotherapeutInnen, die sich auf den Beckenboden und die Frauengesundheit spezialisiert haben. Da ich selbst auch von einer Gebärmuttersenkung und Rektusdiastase (das Auseinanderweichen der geraden Bauchmuskeln v. a. nach der Geburt) betroffen bin, habe ich beschlossen, mich selbst auf den Weg zu machen. So habe ich mich mit zahlreichen Fortbildungen (u.a. Physio pelvica®, Tupler Technique®) auf den Bereich Frauengesundheit, Beckenboden und Rektusdiastase spezialisiert und es zu meinem Herzensthema gemacht: Je weiter ich eingetaucht bin, desto mehr habe ich gespürt, welch großes Tabuthema dies in unserer Gesellschaft ist und wie groß die Erleichterung ist, wenn jemand beginnt, darüber zu sprechen. Viele wissen nicht, was normal ist und was nicht, da einfach nicht darüber gesprochen wird. Das möchte ich auflösen und darüber aufklären! In keinem Alter musst du Beschwerden hinnehmen, wie sie sind, auch wenn du vermeintlich denkst, dass dies eine Schwangerschaft, die Geburt oder das Alter mit sich bringt. Kein Problem ist zu klein, um sich Unterstützung zu holen!

Warum habe ich dieses Buch geschrieben?

Ich habe mich oft gefragt, warum wir Frauen über die Rolle des Beckenbodens in Schwangerschaft und Geburt nicht im Vorfeld aufgeklärt werden, sondern erst, wenn wir schon Beschwerden haben. Man wird überschwemmt mit Tipps und Ratschlägen in der Schwangerschaft, aber den Beckenboden scheint es erst nach der Geburt oder gar erst im Alter zu geben, wenn die Beschwerden schon groß sind.

Häufig werde ich gefragt, ob Beckenbodentraining in der Schwangerschaft nicht hinderlich für die Geburt sei. Ein ganz klares Nein! Wenn du ein ganzheitliches Beckenbodentraining während deiner Schwangerschaft – oder besser noch, bereits davor machst, ist es sogar förderlich! In Studien wurde weder eine erhöhte Kaiserschnitt-, noch eine erhöhte Dammverletzungsrate festgestellt (Barakat 2011), sondern vielmehr eine Reduzierung der Dammschnittrate und Verkürzung der Austreibungsphase (Morkved 2003). Außerdem hilft ganzheitliches Beckenbodentraining unfreiwilligem Urinverlust nach der Geburt vorzubeugen (Woodley SJ et al. 2020). Sind das nicht tolle Aussichten?

Lasst uns beginnen etwas zu tun. Lerne deinen Beckenboden kennen und bereite ihn auf die Geburt vor. Darüber möchte ich dich in diesem Buch aufklären und dir erste hilfreiche Übungen und viele Tipps für den Alltag mit auf den Weg geben. Einige Übungen aus dem Buch findest du als Videos auf meiner Homepage. Scanne dazu einfach den QR-Code ein und los geht's.

Dieses Buch ersetzt keine ärztliche Diagnose oder Therapie, aber es erklärt, wann es sinnvoll ist, sich Unterstützung zu suchen und wo du sie findest, macht dich vertraut mit deinem Beckenboden und gibt dir erste wertvolle Tipps. Nach der Geburt gehört dir und deinem Baby die Zeit ganz allein, eure wertvolle Kuschelzeit. Deshalb ist es sehr hilfreich, wenn du dich schon vorher damit auseinandergesetzt hast, was du im frühen Wochenbett für deinen Beckenboden tun und wie du dir den Alltag erleichtern kannst. Am Ende des Buches findest du Kontakte für SpezialistInnen in deiner Nähe und andere hilfreiche Links.

Ich wünsche dir viel Spaß beim Lesen und freue mich auf deine Fragen!

Deine Anja

Mein größter Wunsch ist, dass wir es erst gar nicht so weit kommen lassen, dass sich die Organe so weit absenken, dass operiert werden muss oder wir täglich Binden benutzen müssen

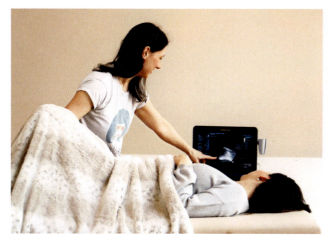

Ich beim Beckenboden Check Up mit dem Ultraschallgerät   Abb. 1

Scanne einfach den QR-Code ein und du kommst zu allen beschriebenen Übungen aus diesem Buch

Lerne deine Mitte kennen und lieben!

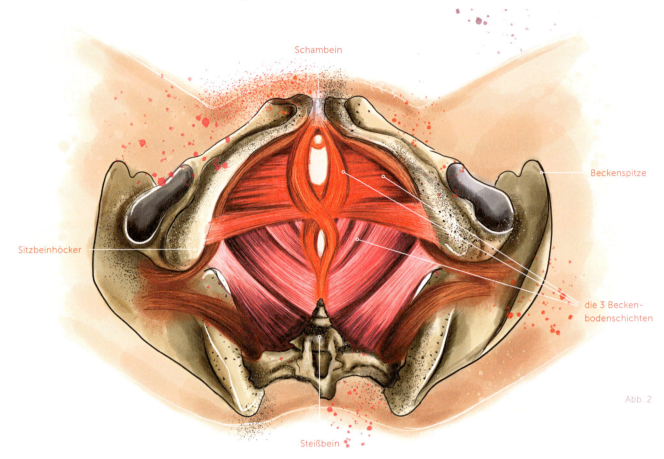

Schambein

Beckenspitze

Sitzbeinhöcker

die 3 Becken-
bodenschichten

Steißbein

Abb. 2

Der Beckenboden

Der Beckenboden, was ist das überhaupt? Im Alltag macht er seine unermüdliche Arbeit von allein. Er sorgt dafür, dass du keinen Urin und Stuhlgang verlierst, deine Organe an ihrem Platz bleiben, du dich entleeren kannst, du lustvollen Sex genießen kannst, dein Becken stabil ist (und du dadurch keine Rückenschmerzen oder Symphysen-/ Schambeinschmerzen bekommst) und er zeigt deinem Baby den Weg auf die Welt. Er ist ein unauffälliger, fleißiger Wegbegleiter. Solange bis man merkt, dass etwas nicht stimmt oder man ihm im Rückbildungskurs begegnet und er Fragezeichen im Kopf auslöst. Man kann ihn nicht direkt sehen, das macht es schwer. Im Bild (Abb. 2) siehst du ihn von unten geschaut mit seinen verschiedenen Muskelschichten. So ist er maximal beweglich, anpassungsfähig und gleichzeitig stabil.

Das Ultraschallvideo (Abb. 3) hilft dir eine bildliche Vorstellung von seiner Bewegung zu bekommen. Du siehst dort, dass er sich von hinten (vom Steißbein) nach vorn oben (innerlich Richtung hinter den Bauchnabel) bewegt, wenn du ihn anspannst und wie er deine Organe dabei anhebt.

Abb. 3

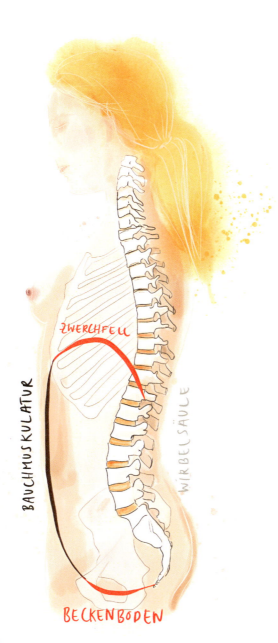

Abb. 5

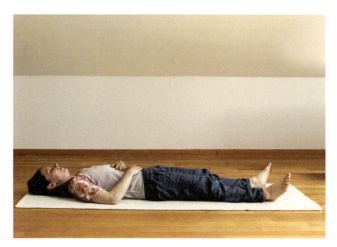

Abb. 4

In einer Beckenbodenmeditation (Abb. 4) lernst du selber ein Gefühl für die Bewegung des Beckenbodens in Anspannung und Entspannung zu bekommen. Übe ein paar Wochen und du wirst merken, so kompliziert ist es nicht.

Das Rumpfkapselsystem

Der Beckenboden ist mit unserer tiefen Bauch- und Rückenmuskulatur und dem Zwerchfell verbunden. Auf dem Bild (Abb. 5) siehst du, wie diese Muskeln zusammen mit den Knochen der Wirbelsäule, Rippen und Becken die stabilisierende Einheit unseres Rumpfes bilden. Ist ein Teil dieser Einheit geschwächt, müssen andere dies ausgleichen, was auf lange Sicht Schmerzen oder andere Symptome wie z. B. Urinverlust verursachen kann.

Ich zeige dir in den Videos, wie deine Atmung über das Zwerchfell (Abb. 6) und deine tiefe Bauchmuskulatur (Abb. 7) mit dem Beckenboden zusammenhängen. Dies kannst du gut in der Geburtsvorbereitung und später in der Rückbildung nutzen.

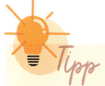

Tipp

Spüre mal im Alltag zwischendurch nach, wie die Spannung in deinem Beckenboden ist. Wie ist die Spannung, wenn du aufgeregt bist, wie ist sie, wenn du frierst, wie fühlt es sich an, wenn du auf der Toilette sitzt und Pipi machst? In verschiedenen Situationen reagiert der Beckenboden anders. So kannst du lernen, welche Unterschiede es gibt und wie du diese bewusst einsetzen kannst z. B. die Entspannung bei der Geburt oder beim Sex.

Scanne einfach den QR-Code ein und du kommst zu allen beschriebenen Übungen aus diesem Buch.

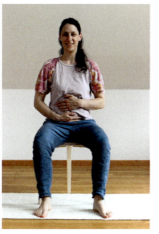

Abb. 6

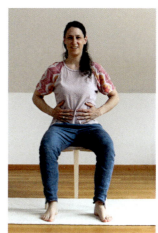

Abb. 7

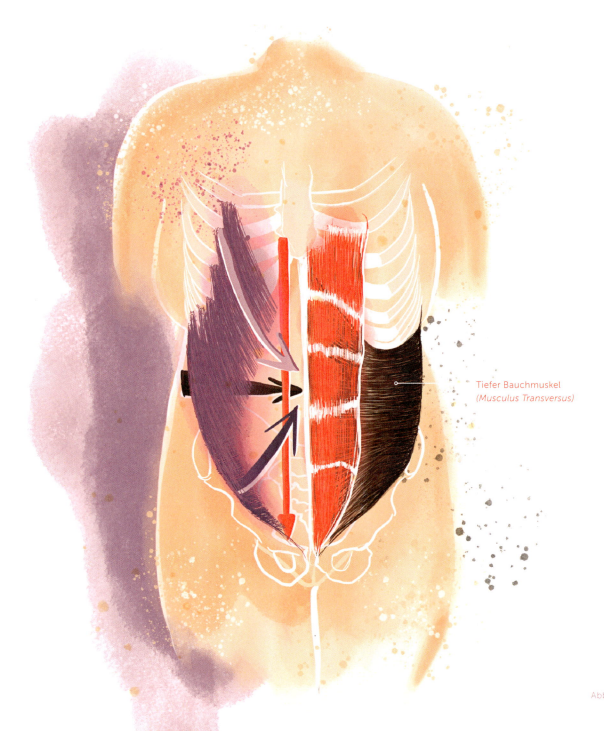

Tiefer Bauchmuskel
(Musculus Transversus)

Abb. 8

Der tiefe Bauchmuskel

Der tiefe Bauchmuskel verläuft wie du es im Bild (Abb. 8) siehst vom Rücken horizontal über deinen Bauch. Im Ultraschallvideo siehst du, was für ein feiner Muskel er ist und wie er sich bei Aktivierung zur Seite nach außen bewegt, um deinen Rumpf zu stabilisieren. Es braucht nicht viel Kraft, um in zu aktivieren. In der Schwangerschaft umarmt er dein Baby und gibt deiner Gebärmutter Halt. Außerdem ist er mit deinem Beckenboden befreundet und unterstützt ihn im Alltag. Wie du das nutzen kannst, wirst du in den Alltagstipps weiter hinten im Buch lernen. Während der Geburt unterstützt er deine Gebärmutter in ihrer Arbeit, dein Baby auf die Welt zu bringen. Er hilft dir beim Schieben in der letzten Phase der Geburt. Frauen berichten mir oft von einer Unsicherheit beim Schieben,

weil sie nicht wissen, wie oder wohin sie schieben (oder auch als pressen angeleitet) sollen. Wie schiebe (nicht presse!) ich also richtig mit? So wie du es in der Übung oben im Video Abb. 7 gelernt hast!

Unter der Geburt darfst du es auf dich zukommen lassen und deinen Körper machen lassen. Du wirst den Drang spüren und kannst dich dann erinnern. Chang und MitarbeiterInnen (2011) fanden heraus, dass spontanes (unangeleitetes) Mitschieben der Frau eine bessere Möglichkeit bietet, ihre Kräfte vollständig zu nutzen und somit ein größeres Erfolgserlebnis zu erlangen.

Das angeleitete „Power-Pressen", bei dem die Frau aufgefordert wird, die Luft anzuhalten, das Kinn auf die Brust zu nehmen und die Bauchpresse zu benutzen, führte öfter zu Unzufriedenheit und einem Hilflosigkeitsgefühl der Frau. Auch aus Beckenbodensicht, ist ein „Power-Pressen" nicht sinnvoll. Vaziri (2016) äußert Bedenken, dass es Vorteile für Mutter und Kind bringt, es erhöhe das Risiko für Verletzungen des Beckenbodens.

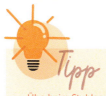

Tipp

Übe beim Stuhlgang das sanfte (!) Mitschieben für die Geburt! Versuche mit der Ausatmung deinen tiefen Bauch zu aktivieren und gleichzeitig deinen Beckenboden zu öffnen. Schließe gern deine Augen, um dir das vor deinem inneren Auge vorzustellen. So bekommst du schon vor der Geburt ein Gefühl dafür, was du tun musst, wenn dich jemand auffordert, zu pressen (leider wird sehr oft noch das Wort pressen benutzt statt schieben). Dann schiebst du auf diese Weise mit.

Die Rektusdiastase

Nach der Geburt gibt der tiefe Bauchmuskel deinem Bauch wieder Halt. Vielleicht hast du schon einmal gehört, dass die geraden Bauchmuskeln während der Schwangerschaft Auseinanderweichen, um dem Baby Platz zu schaffen. Dies bildet sich nach der Geburt wieder zurück. Tut es das nicht, spricht man von einer sogenannten Rektusdiastase (Abb. 9). Typische Anzeichen davon sind: noch schwanger aussehender Bauch (v. a. nach dem Essen oder abends), obwohl du schon dein Ursprungsgewicht erreicht hast, Instabilitätsgefühl, sich nach vorn wölbender Bauch, wenn du aus Rückenlage hochkommst oder Verdauungsbeschwerden. Ein sehr früh größer werdender Bauch in der Schwangerschaft deutet auf eine verbreiterte Rektusdiastase in der Schwangerschaft hin. Wenn du darunter leidest, lohnt sich eine Behandlung bei einer SpezialistIn, die z. B. mit Konzepten der Tupler Technik®, MamaWorkout oder MamasMitte deinen Bauch unterstützt. Auch schon in der Schwangerschaft, wenn du aus einer vorherigen Schwangerschaft oder von einer Bauchoperation (auch minimalinvasiv) eine Rektusdiastase hast, lohnt es sich, den tiefen Bauchmuskel in seine Kraft zu bringen, um deinem Rumpf Stabilität zu geben und die Gebärmutter in eine gute Position für die Geburt zu bringen.

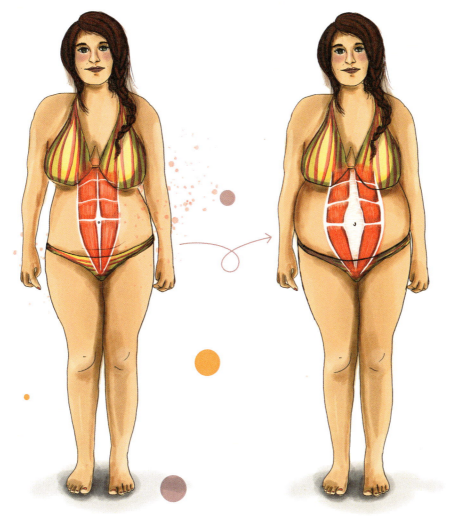

Gerade Bauchmuskeln stehen zusammen   Gerade Bauchmuskeln stehen auseinander (Rektusdiastase)   Abb. 9

Der Psoas-Muskel – die Geburtsrutsche

Ich möchte dir noch einen weiteren Muskel, der für die Schwangerschaft und Geburt und damit auch für die Gesundheit des Beckenbodens von Bedeutung ist, vorstellen: den Psoas-Muskel. Der Psoas ist unser stärkster Hüftbeuger und verbindet, wie du auf dem Bild (Abb. 11) siehst, unsere Wirbelsäule mit den Beinen. Er wird auch als unser „Fluchtmuskel" bezeichnet, da er die Beine zum Laufen anhebt oder bei anderer Gefahr uns zu einer Kugel zusammenkauern kann, um die inneren Organe zu schützen. Aus diesem Grund ist er dicht mit den „Fluchtnerven", dem Sympathikus verknüpft. Über Faszien ist er außerdem eng mit dem Zwerchfell, der tiefen Bauchmuskulatur und dem Beckenboden verbunden und nimmt so auch Einfluss auf ihre Spannung.

Durch dauerhaftes langes Sitzen kann sich sich der Psoas-Muskel verkürzen, durch die enge Verknüpfung an die „Fluchtnerven" kann chronischer Stress, Ängste oder ein nicht verarbeitetes Trauma seine Spannung erhöhen. Wenn du dir den Psoas auf dem Bild anschaust und dir überlegst, dass der Muskel verkürzt und fester wird, kannst du dir vorstellen, dass dies den Raum im Becken und Unterbauch einengt und der Muskel den Rücken in ein Hohlkreuz zieht. Ihn zu lockern, kann somit Rückenschmerzen, Übelkeit in der Schwangerschaft (der Magen bekommt mehr Platz), Verdauungsprobleme, Schmerzen im Becken oder Beckenboden lindern und mindert den Druck des wachsenden Bauches auf den Beckenboden und die Beckenorgane. Außerdem ermöglicht ein weicher Psoas dem Baby sich aus einer Beckenendlage in Kopflage zu drehen. (Koch 2020).

Unter der Geburt bildet er mit seinem Verlauf die Geburtsrutsche und ist neben dem Beckenboden einer der wichtigsten muskulären Wegbereiter für das Baby. Ein weicher Psoas lässt das Baby tiefer ins Becken treten und sich auf dem Weg durch das Becken zu drehen. Um die Spannung im Psoas-Muskel loszulassen braucht es auch andere Übungen als klassische Dehnübungen.

Im Video (Abb. 10) zeige ich dir eine Möglichkeit, den Psoas zu entspannen. Wenn chronischer Stress, Ängste oder Traumata die Ursache sind, empfehle ich dir, dich bei Bedarf (Rückenschmerzen, vermehrte Ängste, Ausbleiben der Senkung, Beckenendlage) auch von einer ExpertIn mit Gesprächen oder körpertherapeutischen Übungen nach TRE® (Tension and Trauma Releasing Exercises) begleiten zu lassen (Franke 2019, Berceli 2018).

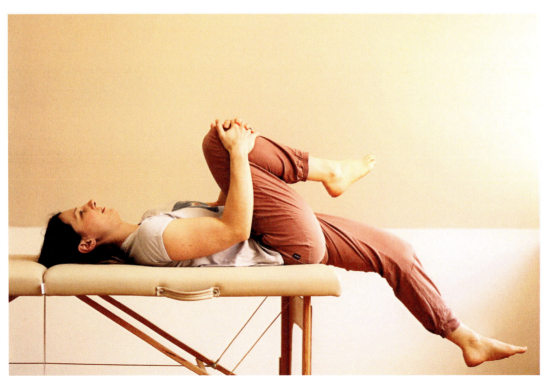

Abb. 10

Scanne einfach den QR-Code ein und du kommst zu allen beschriebenen Übungen aus diesem Buch.

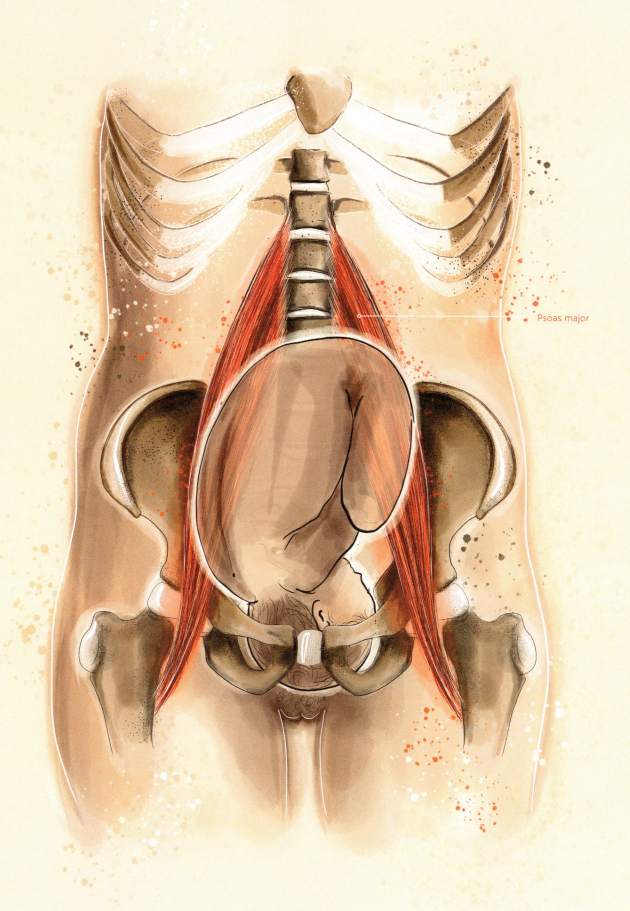

Psoas major

Abb. 11

Lerne deine Mitte kennen und lieben!

11

Alltagstipps für dich

Unterstütze deinen Beckenboden mit ausreichend Trinken und gesundem, ausgewogenem Essen

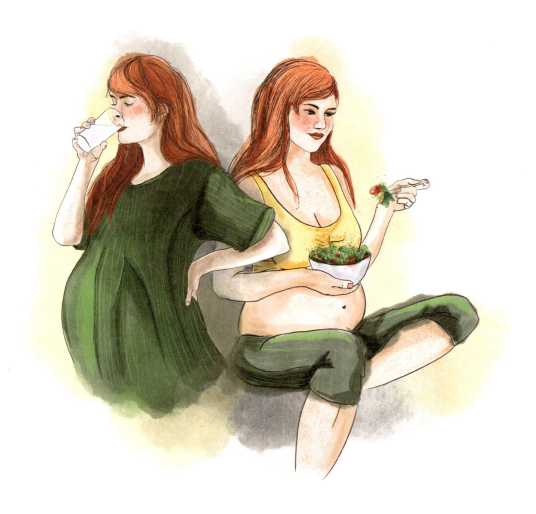

Ernährung und Trinkgewohnheiten spielen eine große Rolle in der Blasen- und Darmgesundheit. In der Schwangerschaft kommt es durch die Hormonsituation zu einer langsameren Darmbewegung, was zu Verstopfungen führen kann. Die Einnahme von Eisen kann dies noch zusätzlich fördern. Durch eine Verstopfung musst du einen höheren Druck bei der Stuhlgangsentleerung aufwenden, was die Entstehung von Hämorrhoiden und einer Organsenkung begünstigt. Das soll unbedingt vermieden werden.

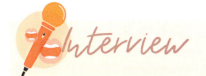

Interview

Ernährungsberaterin Gabriela Schlemenat und Hausgeburtshebamme Ann Loos von ›Mütternahrung‹ sind Expertinnen auf dem Gebiet „Geburtsvorbereitende Ernährung" und haben sich auf Ernährungsberatung in der Schwangerschaft und Stillzeit spezialisiert. Sie erklären dir hier, was du mittels Ernährung unterstützend tun kannst.

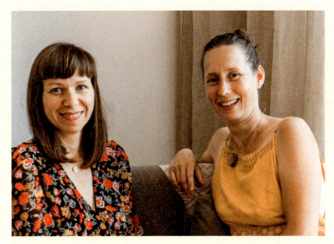

Wie kannst Du über Ernährung typische Schwangerschaftsbeschwerden wie Verstopfung und Hämorrhoiden vorbeugen oder verbessern?

Generell möchten wir dir empfehlen, auf eine ausreichende Trinkmenge zu achten und täglich ca. 2 Liter reines, kohlensäurefreies Wasser zu trinken. Trinke dies über den Tag verteilt und nicht direkt zum Essen, sondern ca. 30 Minuten vor dem Essen bzw. 1 Stunde nach dem Essen. So werden die Verdauungssäfte nicht verdünnt.

Wenn du Verstopfung und Hämorrhoiden vorbeugen oder entgegenwirken möchtest, solltest du eine ballaststoffhaltige, zuckerreduzierte Ernährung mit Vermeidung von Weißmehlprodukten und stark verarbeiteten Nahrungsmitteln bevorzugen. Allerdings sind viele Ballaststoffe wie große Mengen an Vollkornprodukten nicht in jedem Fall angezeigt. Die Empfehlungen dazu sollten immer individuell, ggf. in Abstimmung mit einer Ernährungsberaterin betrachtet werden. Chiasamen oder Leinsamen in deine Ernährung zu integrieren, ist immer eine gute Wahl. Wichtig dabei: trinke pro Esslöffel Samen unbedingt ein großes Glas Wasser (300 ml) zusätzlich! Auch Flohsamen in Wasser eingeweicht und getrunken eignen sich hervorragend zur Darmunterstützung. Die enthaltenen Schleimstoffe der Samen quellen im Darm auf, machen den Stuhl gleitfähig sowie voluminös und sorgen damit für eine verbesserte und leichtere Ausscheidung. Ein großer Anteil Frischkost in Form von Gemüse, Obst, Sprossen und Keimlingen ist sehr verdauungsfördernd. Die enthaltenen Enzyme und Faserstoffe sind unerlässlich für eine gesunde Verdauung. Rohkost solltest du bestenfalls vor dem gekochtem Essen verzehren, immer gut kauen und am späten Nachmittag Obst meiden – diese Tipps mindern Verdauungsbeschwerden wie Blähungen oder Gärprozesse im Darm.

Klassische Maßnahmen um Verstopfungen entgegenzuwirken wie naturtrüber Pflaumensaft oder ungeschwefelte Dörrpflaumen, die über Nacht in Wasser eingeweicht waren, morgens gegessen und das Einweichwasser getrunken, sind auch empfehlenswert. Außerdem gibt es eine fermentierte Pflaume, die sogenannte Share-Pflaume, die in hartnäckigen Fällen zum Einsatz kommen kann. Sprich dies bestenfalls mit deiner Hebamme ab! Ein täglich frisch gepresster Selleriesaft wirkt sich positiv auf die gesamte Verdauung und den Stoffwechsel aus, Aloe Vera-Saft regt die Ausscheidung an, ebenso ein lauwarmes Solewasser am Morgen. Auch hat der Verzehr von Blütenpollen und/oder einem guten Rohkost-Leinöl schon so manche Verstopfung lösen können.

Ein Schlüsselfaktor für einen guten Stoffwechsel und eine rege Darmtätigkeit ist regelmäßige Bewegung. Du kannst – und solltest dich in der Schwangerschaft moderat sportlich betätigen. Und wenn Sport nicht so dein Ding ist – auch Spaziergänge, v. a. nach dem Essen bringen Bewegung in den Darm. Es gibt natürlich noch mehr Möglichkeiten, für eine gute Verdauung und regelmäßige Darmentleerung zu sorgen, die hier nur kurz genannt werden sollen.

Bringen all diese Möglichkeiten keinen Erfolg, dann ist ein Einlauf, also eine Darmspülung ratsam.

Zum Schluss noch einen Tipp für mehr Gewebespannung: Gekeimter Buchweizen ist ein Pseudogetreide, das mit einer Vielzahl an Mineralstoffen und Vitaminen punktet – interessant ist hier aber sein Bioflavonoid Rutin, welches die Blutgefäße stärkt. Es gibt tolle Rezepte mit Buchweizenkeimlingen, z. B. zum Frühstück mit Pflanzenjoghurt und Früchten.

Ihr habt von einem Einlauf als gute Möglichkeit gesprochen, wenn alle Tipps gegen Verstopfung nicht geholfen haben. Was ist ein Einlauf und wozu wende ich ihn an?

Du kannst einen Einlauf anwenden, um effektive und sofortige Linderung bei akuten Verstopfungen zu erreichen. Dazu benötigst du ein Einlaufgerät, Einlaufflüssigkeit (in der Regel Wasser) etwas Ruhe, Zeit und eine Toilette. Mit einem Einlauf wird der Dickdarm gespült und gereinigt. Er sorgt für die Aktivierung der Darmperistaltik und für eine sofortige bzw. zeitnahe Entleerung des Enddarms. In unseren Beratungen haben viele Schwangere wiederkehrende oder gar dauerhafte Verstopfung, was nicht nur den Druck auf Organe und Hämorrhoiden verstärkt. Es geht ebenso um die Belastung des Gesamtsystem, da Stoffwechselendprodukte und -gifte nicht zeitnah aus dem Körper befördert werden und es so zu Rückvergiftungen kommen kann. Die Rückvergiftung kann dann zu Kopfschmerzen, Müdigkeit oder Unwohlsein führen. Deshalb ist bei starken Kopfschmerzen oft ein Einlauf die beste Maßnahme. Es kommt danach sehr schnell zur Besserung des Befindens. Auch bei beginnenden Erkältungen ist der Einlauf Gold wert. Er sorgt für eine Entlastung des Immunsystems, da sich der Körper nun mit Infektabwehr statt mit Verdauung und Ausscheidung beschäftigen kann.

Wie wende ich einen Einlauf an?

Es gibt verschiedenen Einlaufgeräte, die man zu Hause selbst anwenden kann. Wir empfehlen einen Irrigator (z.B. von HailiCare), wie du ihn in der Abbildung (Abb. 12) sehen kannst. Der Irrigator kann einen Liter Wasser fassen. Bevor es losgeht, solltest du die Einlauf-Flüssigkeit vorbereiten. Neben stillem Wasser kannst du auch beruhigende Kräutertees, wie z. B. Kamillentee verwenden. Die Flüssigkeit sollte mindestens

Körpertemperatur haben. Fülle die gewünschte Flüssigkeit in das Einlaufgerät und prüfe nochmals die Temperatur. Idealerweise führst du den Einlauf neben bzw. in unmittelbarer Nähe der Toilette durch. Dazu hängst du das Einlaufgerät mit verschlossenem Hahn an einen erhöhten Ort (Duschkabine, Türklinke, Haken etc.), öffnest über dem Waschbecken den Hahn und lässt eine kleine Menge Wasser laufen, bis keine Luftbläschen mehr zu sehen sind. Dann fettest du das Darmröhrchen und den After mit etwas Kokosöl (o. ä.) ein und begibst dich in Einlaufposition. Als Position kannst du den tiefen Vierfüßler oder die Seitenlage auf der linken Seite wählen. Damit das einströmende Wasser in Seitenlage nicht durch das Gewicht des Bauches behindert wird, solltest du ein Kissen direkt unter deinen Babybauch legen. Dann führst du behutsam das Darmröhrchen einige Zentimeter in den After ein und öffnest den Hahn, damit die Flüssigkeit einströmen kann. Die Menge richtet sich danach, wie es für dich angenehm anfühlt und aushaltbar ist. Das Wasser sollte ca. 5–15 Minuten im Darm behalten werden. Um den Stuhldrang zu vermindern, kann es helfen, etwas zu gehen. Um das Wasser im Darm zu verteilen, kannst du dir sanft die Flanken oder seitlich in den Hüften massieren. Nach dieser Zeit wird das Wasser mit dem gelösten Darminhalt wieder ausgeschieden. Danach kann noch ein weiterer Durchgang durchgeführt werden.

Ich (Ann) arbeite nach der Traditionellen Lehre der Hebammen- und Entbindungskunst (TLHE) und empfehle den Einlauf wenn es notwendig ist und generell zur Organpflege bzw. Prävention.

Wenn mein Eisenwert niedrig ist, was kann ich tun und meinen Darm dabei nicht belasten?

Ist der Eisenmangel nachgewiesen, solltest du – wenn möglich – bevorzugt natürlich vorkommende Eisenquellen präferieren, wie z. B. Grassäfte in Rohkostqualität, grüne Smoothies und Säfte aus eisenreichen Gemüsen und Wildkräutern. Wenn das nicht ausreicht, kommen Eisenpräparate zum Einsatz. Ebenfalls kannst du die tägliche Ernährung mit eisenhaltigen Lebensmitteln aufwerten, z. B. Brennesselsamen, grünem Blattgemüse, Kürbiskernen, Amaranth, Hafer, Trockenpfirsiche und Pistazien. Schwarze Bio-Melasse enthält ebenfalls sehr gut bio-

verfügbares Eisen und kann beispielsweise mit Banane, Mandelmus und Wasser als Smoothie getrunken werden, um den Eisenspiegel darmfreundlich anzuheben. Melasse regt zudem die Peristaltik an (Rezept: 1–2 TL Melasse, 2 TL Mandelmus, 1 kleine reife Banane, 300 ml Wasser).
Vitamin C verbessert die Aufnahme von Eisen genauso wie ein hoher Eiweißgehalt in der Nahrung. Phytate, also sekundäre Pflanzenstoffe, die in Getreide, ungekeimten Nüssen/Samen sowie Hülsenfrüchten vorkommen, hemmen die Eisenaufnahme. Das gilt auch für Milchprodukte (wegen des Kalziums), Kaffee und Gerbstoffen in Schwarztee. Um Verstopfungen bei der Supplementierung von Eisen zu vermeiden, solltest du die oben genannten Tipps zur Verbesserung der Verdauung beachten.

Wie kann ich über die Ernährung eine gute Basis für eine leichte Geburt schaffen?

Für die Geburtsvorbereitung gibt es spezielle Ernährungsempfehlungen. Dabei geht es um die Vermeidung von raffiniertem Zucker und einfachen Kohlenhydraten, um die Geburt zu erleichtern und positiv auf das Schmerzempfinden einzuwirken. Wir empfehlen sogar, diesen Rat bereits in der gesamten Schwangerschaft zu beherzigen. Je gesünder du dich in der Schwangerschaft ernährst, umso wohler wirst du dich fühlen. Das hat zunächst unmit-

telbar mit der verbesserten Verdauung zu tun. Wenn Dein Stoffwechsel entlastet wird und du gut ausscheiden kannst, bist du weniger belastet und fühlst dich gut. Typische Schwangerschaftsbeschwerden wie Kopfschmerzen, Müdigkeit, Heißhunger, Juckreiz etc. können damit vermieden werden. Durch die zuckerarme Ernährung ist der Blutzucker stabiler, es wird weniger Insulin ausgeschüttet und verhindert, dass hohe Insulinspiegel spezielle Geburtshormone blockieren.
Bewegung sowie Stressreduktion wirken zudem förderlich auf dein Gesamtsystem, sei es auf die verbesserte Glukoseaufnahme in die Zellen oder auch die Vermeidung von Blutzuckeranstieg durch Stress. ENDE

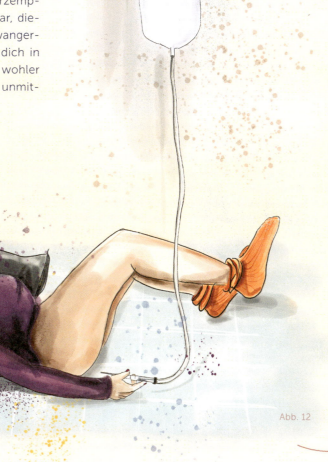

Abb. 12

Entleere deine Blase und deinen Darm beckenbodenfreundlich

Für beides gilt: Gehe ruhig ins Badezimmer, setze dich gelassen auf die Toilette, stelle die Füße entspannt auf und lasse deinen Atem ruhig in den Bauch fließen – öffne dich, lass es laufen. Wie weiter vorne beschrieben, ist es nicht förderlich, bei der Entleerung zu pressen (und Luft anzuhalten).

Um dich leichter vom Stuhlgang entleeren zu können, gibt es einen einfachen Tipp: Besorge dir einen Schemel (z. B. den KACKHOCKER), den du dir vor die Toilette stellst (später braucht dein Kind ihn, um an das Waschbecken zu kommen, dann kannst du ihn jetzt schon einmal kaufen) und stelle deine Füße beide darauf. So kommst du der Hockposition, der natürlichen Entleerungsposition, in der sich die Menschen vor der Zeit der Toilette entleert haben, nahe. Auf dem Bild (Abb. 13) siehst du, was passiert: Durch die Beckenstellung ändert sich die Stellung des Enddarms. Mit dem Hocker ist dein Enddarm wie ein Fallrohr senkrecht gestellt und alles kann einfacher hinaus. Ohne Hocker hast du einen Knick im Enddarm, der es (vor allem

bei weichen Vaginalwänden nach der Geburt) schwieriger macht, sich sozusagen „um die Ecke" zu entleeren. Gerade das erste Mal nach der Geburt (meist nach 2–3 Tagen) bereitet einem oft Sorgen, weil der Bereich vielleicht verletzt oder geschwollen ist. Aber es reißt nichts wieder auf! Glaube mir, es wird unspektakulärer sein, als du befürchtest. Beherzige die Tipps oben, befolge die sanften Signale deines Körpers und gehe dann auch auf die Toilette. Du kannst dir auch von deiner Hebamme eine sanfte Bauchmassage zum Anregen zeigen lassen und wenn du große Sorge hast, halte deine Hand (wenn du möchtest mit Toilettenpapier) als Schutz auf den Damm.

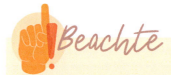 **Beachte**

Eine volle Blase oder Darm kann auch ein Geburtshindernis sein. Entleere dich auch unter der Geburt regelmäßig!

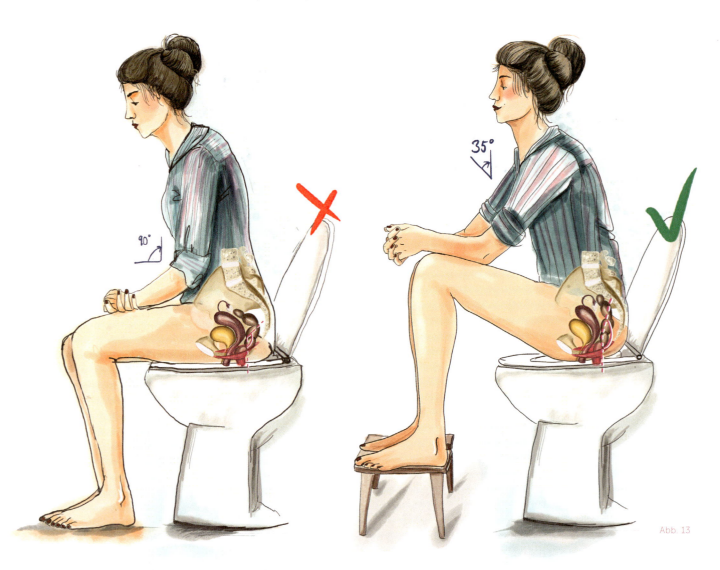

Abb. 13

Für die Blasenentleerung wird oft gesagt, dass man nicht zu häufig auf die Toilette gehen sollte, um sich die Blase nicht klein zu trainieren. Das ist aber natürlich abhängig davon, wie viel du trinkst. Wenn du viel trinkst, musst du auch öfter deine Blase entleeren. Wenn du damit unsicher bist oder Probleme hast, kann ein Trink- und Toilettenprotokoll Aufschluss geben (mehr dazu erklärt dir deine spezialisierte PhysiotherapeutIn). Es kann auch sein, dass die Blase am Ende der Schwangerschaft weniger Platz hat und du häufiger gehen musst. Allerdings sollte es zu keiner Zeit in der Schwangerschaft (und auch sonst) normal sein, Urin zu verlieren. Denn wenn du bereits in der Schwangerschaft Urin verlierst, ist die Wahrscheinlichkeit höher, dass du nach der Geburt und nach den Wechseljahren damit Probleme bekommst (Siahkal 2020). Lass uns vorher etwas tun.

Nach der Geburt kann es sein, dass du die Blasenfüllung erst einmal nicht mehr so wahrnimmst wie vorher. Es können Nerven über-

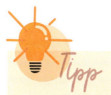
dehnt worden sein, die das Empfinden dafür weiterleiten. Aber keine Sorge, das kommt wieder. Gib dir Zeit. Gehe hier regelmäßig alle 2–3 Stunden auf die Toilette, damit deine Blase sich nicht zu sehr füllt. Wenn sich das nicht bessert oder du das Gefühl hast, dich nicht vollständig entleeren zu können, dann lasse das bitte von deiner Hebamme und/oder ÄrztIn abklären!

Trage und hebe beckenbodenfreundlich

Der tiefe Bauchmuskel und der Beckenboden können am besten Kraft aufbauen und halten, wenn der Rücken aufrecht ist. Deshalb ist es wichtig, dich mit geradem Rücken zu bücken und etwas hochzuheben. Gehe entweder vor dem Gegenstand in den Einbein Kniestand oder in die Hocke. Baue die Grundspannung von tiefem Bauchmuskel und Beckenboden auf (halte sie die ganze Zeit über, bis du wieder stehst) und hebe mit möglichst geradem Rücken und fließender Ausatmung den Gegenstand körpernah auf. Du kannst eine Einatempause machen, bevor du dich mit dem nächsten Ausatem weiter mit dem Bein nach oben abdrückst (Abb. 14).

Achtung: Benutze nicht die tiefe Hocke, wenn du Senkungsbeschwerden hast oder direkt nach der Geburt bist! Angepasst an deine Beschwerden und dein Stabilitätsgefühl, solltest du vermeiden, zu schwere Gewichte in der Schwangerschaft und nach der Geburt zu heben!

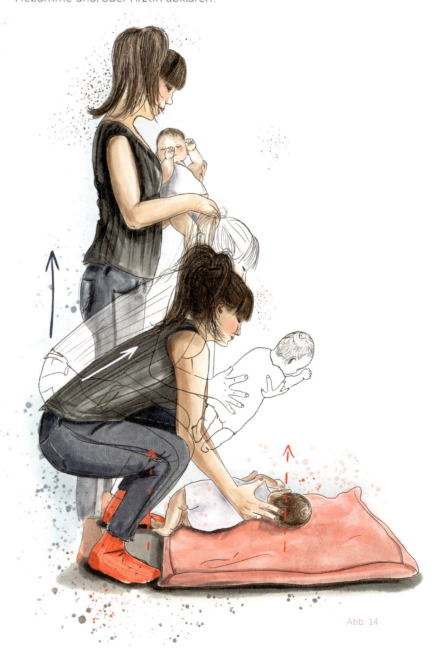

Abb. 14

Wie lange kann ich mein Kind tragen, dass es nicht „schädlich" für den Beckenboden ist?

Wie so oft ist auch hier keine pauschale Antwort möglich. Ich bin weder gegen ein Tragen noch für ein ständiges Tragen. Extreme sind meiner Meinung nach immer schwierig. Irgendetwas in der Mitte darf es also sein. Ich empfehle dabei immer, nicht nur die Bedürfnisse des Kindes, sondern auch seine eigenen wahrzunehmen. Denn nur wenn man selbst auch glücklich und gut auf den Beinen ist, kann man den Bedürfnissen des Babys gerecht werden. Je kürzer nach der Geburt, desto mehr solltest du auf deinen Beckenboden achten, denn er muss sich erst einmal erholen und dafür benötigt er vor allem Ruhe (nach einem Kreuzbandriss würde man auch nicht sofort wieder losrennen). Die ersten beiden Wochen sollten soviel wie möglich im Bett (es heißt nicht umsonst WochenBETT) verbracht werden. Auch danach empfehle ich, soweit es geht mit dem Kind im Liegen zu kuscheln und alles langsam zu steigern. Als Mama von drei Kindern weiß ich, dass das spätestens bei den folgenden Kindern immer schwerer wird, aber auch immer wichtiger, denn der Beckenboden wird mit jeder Schwangerschaft weiter belastet. Also, schone dich die ersten Wochen und trage wenig. Achte auf dich, lasse den Papa tragen. Spätestens wenn du am Ende des Tages ein dumpfes Gefühl im Beckenboden oder das Gefühl eines vollen Tampons in der Vagina hast, war es zuviel.

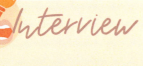 *Interview*

Karen Unger, Beckenbodenphysiotherapeutin und Trageberaterin ist Expertin in Sachen Tragen.

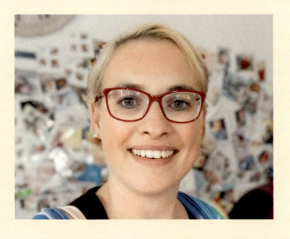

Was empfiehlst du Frauen nach der Geburt? Wann können sie mit dem Tragen in einer Tragehilfe beginnen?

Ich empfehle den Müttern erst einmal zuhause anzukommen. Ich als Trageberaterin muss nicht die erste Person sein, die das Kind kennen lernt. Generell soll die Frau auf ihren Körper hören. Dann spielt es eine große Rolle wie die Geburt verlaufen ist. Kaiserschnitt oder vaginal? Lang oder schnell? Gibt es Geburtsverletzungen. Ich empfehle in den ersten drei Wochen den/die Partner tragen zu lassen. Das ist natürlich bei Alleinerziehenden nicht unbedingt möglich. Häufig haben auch Mehrfachgebärende eher den Drang früh zu tragen, um den größeren Geschwistern Exklusivzeit zu bieten.
Es ist also nicht einfach eine pauschale Aussage zu treffen. Meine Empfehlung ist aber ganz klar so wenig wie möglich im Wochenbett zu tragen.

Es gibt ja unendlich viele Modelle auf dem Markt. Ist es für den Beckenboden egal, welche Trage ich benutze? Hast du da Tipps für ein beckenbodenfreundliches Tragen?

Die eine gute Trage gibt es nicht. Ich schaue in der Beratung nach den Proportionen der Eltern und des Babys. Wichtig ist vor allem, dass die Tragehilfe gut angelegt und das Baby fest genug eingebunden ist. Bei stärkeren Beckenbodenbeschwerden würde ich eher zu einem gewebten Tragetuch greifen. Die Gewichtsverteilung ist viel besser und es drückt kein Bauchgurt.

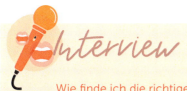

Interview

Wie finde ich die richtige Trage?

Testen, testen, testen. Am besten in einer Trageberatung, weil die Beraterin genau erkennen kann, ob die Tragehilfe passt. Man denkt immer, die sehen doch alle gleich aus, aber sie unterscheiden sich im Schnitt, am Bauchgurt und an den Schultergurten. Und nur weil eine Trage teuer ist, ist sie noch lange nicht gut. Tragetuchberatungen können gerne schon in der Schwangerschaft gemacht werden, da kann man zu Hause prima üben. Tragehilfenberatung gerne nach der Geburt, weil das Kind auch in die Trage hilfe passen muss. In der Schwangerschaft kann man natürlich schon Tragehilfen testen und eine Vorauswahl treffen. Eine Trageberaterin in deiner Nähe findest du in den Listen der Trageschulen (z. B. Trageschule Hamburg), im Tragenetzwerk und manche Hersteller haben Listen. Ansonsten Trageberatung und deine Stadt googeln, da würde ich auf Ausbildung und Sortiment achten. Es gibt extra ausgebildete Frühchen- und Zwillingsberaterinnen, so wie mich. ENDE

Huste und Niese aufrecht

Setze oder stelle dich vor dem Husten/Niesen aufrecht hin (ein goldener Faden zieht dich am Hinterkopf nach oben, wie eine Marionette) und spanne deinen Beckenboden und tiefen Bauchmuskel an. Drehe deinen Kopf beim Husten zur Seite (Abb. 15). Stelle dir dabei vor, du hustest deinen Beckenboden und Bauch nach innen. Bleibe aufrecht, so kann der Druck besser abgefangen werden.

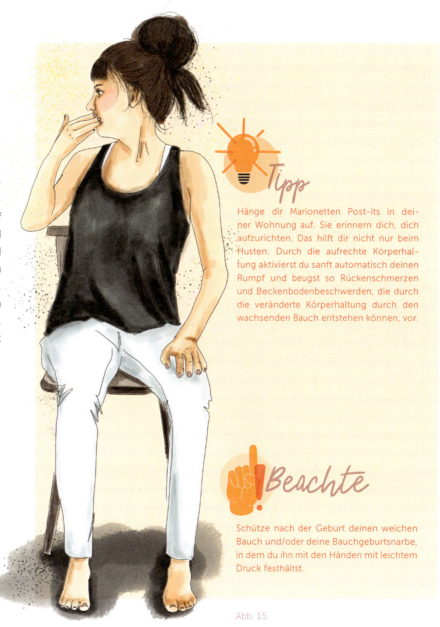

Tipp

Hänge dir Marionetten Post-its in deiner Wohnung auf. Sie erinnern dich, dich aufzurichten. Das hilft dir nicht nur beim Husten. Durch die aufrechte Körperhaltung aktivierst du sanft automatisch deinen Rumpf und beugst so Rückenschmerzen und Beckenbodenbeschwerden, die durch die veränderte Körperhaltung durch den wachsenden Bauch entstehen können, vor.

Beachte

Schütze nach der Geburt deinen weichen Bauch und/oder deine Bauchgeburtsnarbe, in dem du ihn mit den Händen mit leichtem Druck festhältst.

Abb. 15

Stehe über die Seite aus dem Bett auf

Wenn man hochschwanger ist, kann man irgendwann kaum noch anders. Nehme es dir zu Herzen auch schon in der frühen Schwangerschaft und vor allem für nach der Geburt, wenn deine Bauchmuskeln durch die Schwangerschaft sehr gedehnt sind und erst einmal wieder Zeit brauchen, sich zu erholen. Sie können noch nicht wieder voll ihre stabilisierende Kraft entfalten, so dass du beobachten kannst, dass dein Bauch sich nach vorn wölbt, wenn du die Bauchmuskeln aktivieren möchtest (z. B. beim Aufstehen aus dem Bett aus Rückenlage). Daher empfehle ich dir, über die Seite aufzustehen, bis du die Bauchmuskeln und den Beckenboden wieder stabilisieren kannst. Dafür ist es am einfachsten einen Aufkleber, eine Wäscheklammer o. ä. an der oberen Bettecke, an der Seite, aus der du aufstehen möchtest, zu befestigen. Aktiviere erst deinen tiefen Bauchmuskel und umarme mit ihm dein Baby oder nach der Geburt dich. Halte diese Umarmung (atmen aber trotzdem nicht vergessen) und drehe dich komplett auf die Seite. Dabei hilft dir, immer die Wäscheklammer im Blick zu behalten. Dann erst richtest du dich zum Sitzen auf. Unterstütze hierbei eventuell deinen Bauch mit einer Hand. Stehe auf und löse dann deine Bauchspannung wieder (Abb. 16).

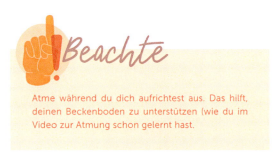

Beachte

Atme während du dich aufrichtest aus. Das hilft, deinen Beckenboden zu unterstützen (wie du im Video zur Atmung schon gelernt hast.

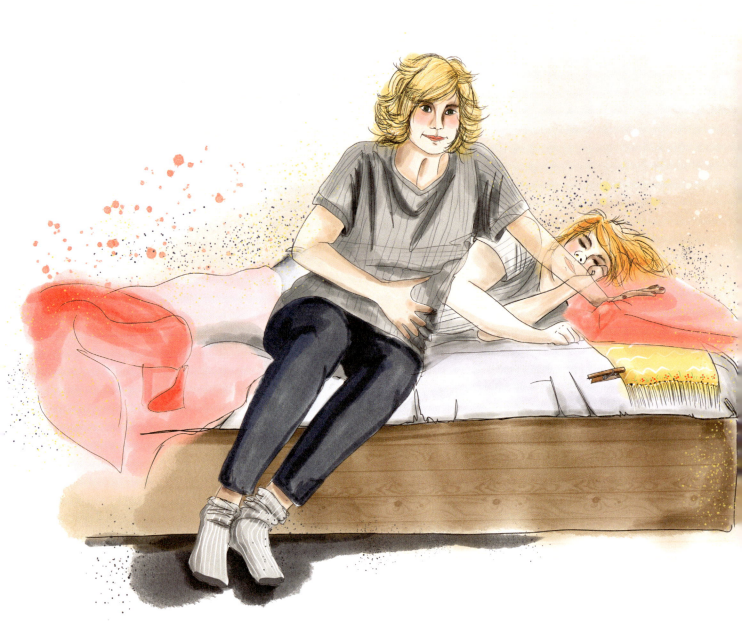

Abb. 16

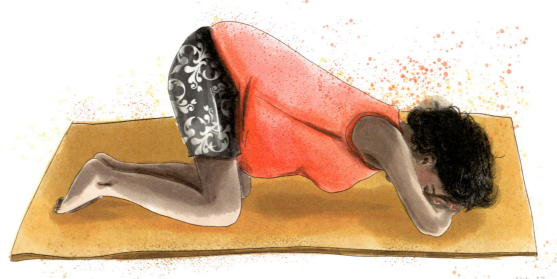
Abb. 17

Gönne deinem Beckenboden Pausen

In der Schwangerschaft muss dein Beckenboden den ganzen Tag viel arbeiten und das Gewicht deines Kindes tragen. Gönne ihm Pausen, am besten in einer Position, in der dein Becken höher ist als dein Oberkörper. Du kannst das in Rückenlage mit einem Kissen unter dem Becken machen oder, wenn das nicht mehr angenehm ist, in Krabbelposition mit abgestützen Unterarmen (Abb. 17). Lasse hier deinen Atem in den Beckenboden fließen. Spüre die Bewegung des Beckenbodens bei der Atmung, wie du es in der Beckenbodenmeditation gelernt hast. Dadurch kannst du die Entspannung deines Beckenbodens fördern. Versuche dies für eine halbe Stunde am Tag einzubauen. Achte auf deinen Körper, er wird dir zeigen, wann du eine Pause brauchst.

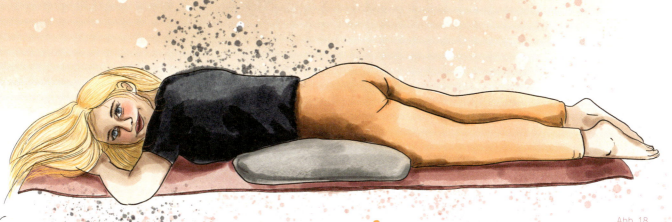
Abb. 18

Nach der Geburt sind Pausen auch in Bauchlage mit einem Kissen unter dem Unterbauch super (Abb. 18). Dies fördert die Rückbildung deiner Gebärmutter und unterstützt sie, wieder in ihre ursprüngliche Position zurückzukommen. Mehr dazu findest du weiter hinten im Buch.

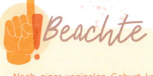 !Beachte

Nach einer vaginalen Geburt kannst du dich ab dem ersten Tag nach der Geburt auf den Bauch legen. Wandle dies nach einer Bauchgeburt etwas ab. Du kannst du dich nach 3–4 Tagen im Stand vor einem Tisch mit dem Bauch auf den Tisch (Kissen drunter) legen. Je nachdem wie du dich fühlst, kannst du dich auch erst mit den Armen abstützen, um so etwas Gewicht abzunehmen. Nach ein paar Tagen kannst du es dann auch auf dem Bett probieren.

Sport in der Schwangerschaft und nach der Geburt

In der Schwangerschaft merkst du recht schnell, was dir und deinem Beckenboden gut tut und was nicht. Sei achtsam und höre auf dein Gefühl. Wenn du schon lange regelmäßig deinen Sport gemacht hast, wird dir das auch in der Schwangerschaft länger möglich sein. Möchtest du in der Schwangerschaft mit Sport beginnen, dann würde ich dir zu Sport, wie z. B. Schwimmen, Walken, Schwangerschaftsyoga raten, was den Beckenboden nicht zu sehr belastet. Bewegung tut gut, fördert die Durchblutung, macht die Muskeln flexibler, was sich alles auch positiv auf den Beckenboden und die Geburt auswirkt. Studien geben erste Hinweise, dass Frauen, die Sport in der Schwangerschaft machen, weniger Schmerzen unter der Geburt haben (Sulprizio 2011) und unter weniger Schmerzen kannst du wiederum deinen Beckenboden leichter entspannen und die Geburt fördern.

Wann kann ich nach der Geburt wieder mit Sport beginnen?

Wie genau die Regeneration des Beckenbodens und des Stützapparates in den ersten Wochen nach der Geburt abläuft, ist noch wenig erforscht. Van Veelen (2014) fanden in ihrer Ultraschallstudie heraus, dass die Beckenbodenkraft sechs Monate nach der Geburt vergleichbar war mit der in der 12. Schwangerschaftswoche, die Dehnfähigkeit aber noch erhöht war (was zu mehr Beweglichkeit bei Druckbelastungen z. B. beim Pressen auf der Toilette, beim Joggen, Springen, etc. führt). Das deutet darauf hin, dass zwar der Beckenbodenmuskel an sich in den ersten Monaten regeneriert und wieder an Kraft gewinnt, dass das Stützgewebe aber noch länger braucht, um wieder vollständig zu heilen. Und dies brauchen wir, wenn wir einer Organsenkung vorbeugen wollen.

Natürlich unterstützt der Beckenboden auch dabei, die Organe in ihrer Position zu halten, aber auch das Stützgewebe (Vaginalwände etc.) muss stabil sein. Deshalb: Achte in den ersten drei Wochen darauf, nett mit deinem Beckenboden und deinem Stützgewebe zu sein, er erholt sich gerade und gibt alles, um wieder fit zu werden. Hilf ihm, in dem du dein Wochenbett WochenBETT sein lässt.

Nach dem Wochenbett kannst du mit dem Rückbildungskurs starten. Der Rückbildungskurs soll die natürliche Rückbildung unterstützen. Das wichtigste ist, dass du gut auf deine Körpersignale hörst. Die Übungen sollten an die Belastbarkeit deines Beckenbodens und Bauches angepasst sein (frage nach Übungsvarianten, wenn du merkst, dass es zu schwierig wird). Was du danach wann wieder machen kannst, ist sehr individuell und hängt von vielen Faktoren ab. Allgemein kannst du alles ohne Sprungbelastung (z. B. Walken, Fitnesskurse ohne Hüpfen, Rad fahren etc.) wieder machen. Mit Joggen und Sportarten mit Sprungbelastung würde ich ca. ein Jahr warten, um auch dem Stützgewebe Zeit zu lassen, zu regenerieren. Gerne wird sogar von einer Regenerationszeit von ca. 1–3 Jahren gesprochen. Jeder Körper und jede Umstände sind da unterschiedlich. Lasse deinem Körper Zeit und unterstütze ihn bei seiner Regeneration!

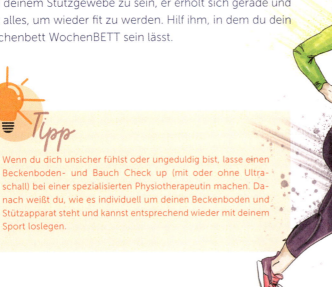

Tipp

Wenn du dich unsicher fühlst oder ungeduldig bist, lasse einen Beckenboden- und Bauch Check up (mit oder ohne Ultraschall) bei einer spezialisierten Physiotherapeutin machen. Danach weißt du, wie es individuell um deinen Beckenboden und Stützapparat steht und kannst entsprechend wieder mit deinem Sport loslegen.

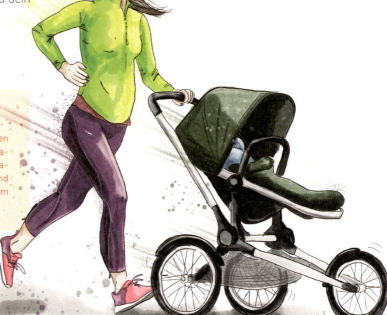

Mama öffne dich – wie bereite ich mich auf die Geburt vor!

Der Geist beeinflusst den Körper

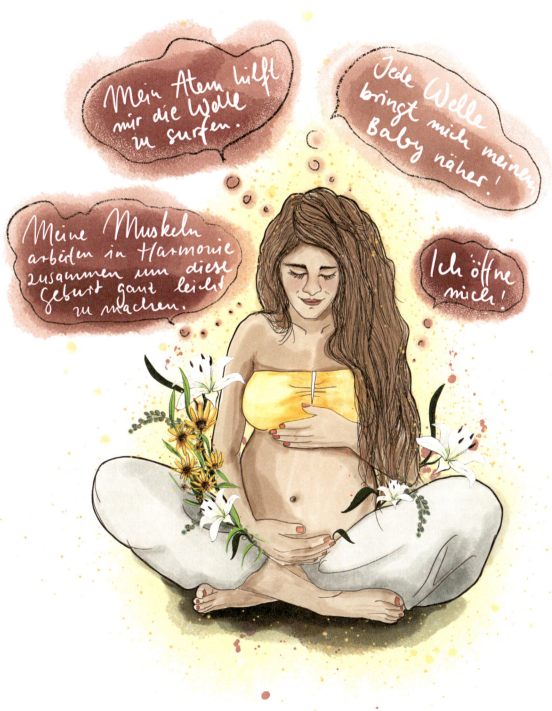

Unter Beckenbodengeburtsvorbereitung stellst du dir wahrscheinlich erst einmal etwas Körperliches vor. Aber nicht nur das Becken mit seinen Knochen, Bändern und Muskeln beeinflusst die Geburt, sondern auch dein Geist. Deine Einstellung (dein Mind-Set) zur Geburt, deine Wünsche, deine Ängste, deine eigene Geburtsgeschichte (lasse sie dir von deiner Mama mal erzählen), uvm. haben über das unwillkürliche (vegetative) Nervensystem Einfluss u. a. auf die Spannung in der Muskulatur und auf deine Geburtserfahrung. Im Geburtsvorbereitungsgespräch mit deiner Hebamme oder Doula kannst du deine Gedanken ansprechen, deine Ängste loswerden, deine Stärken finden.

Die Doula-Geburtsbegleiterin und Studentin des traditionellen Hebammenwissens Carolina Ramos hat in einem Gespräch mit mir ihre Erfahrung zur Geburtsvorbereitung geteilt: *„Schwangerschaft und Geburt sind natürliche Prozesse, die nicht als Krankheit behandelt werden sollten. Wir sollten uns bewusst werden, dass wir Frauen dafür gemacht sind, Leben in uns zu tragen, zu gebären und zu stillen (wenn es der Wunsch ist). Liebe dich selbst, schütze deinen Körper, Geist und Seele und vertraue dir! Mögest du in Harmonie deine Schwangerschaft erleben, ohne Angst und in völliger Liebe gebären. Diesen Pfad möchte ich als Doula mit dir gehen."*

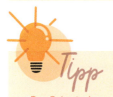

Tipp

Der Geburtsplan – Schreibe deine positiven Wünsche und Bedürfnisse, was dir für die Geburt wichtig ist, auf. Nutze es als Gesprächsgrundlage beim Vorbereitungsgespräch (oder Hebammensprechstunde, Kreißsaalbesichtigung) mit der Hebamme im Krankenhaus, deiner Beleghebamme oder Hausgeburtshebamme. So könnt ihr gemeinsam über Möglichkeiten an deinem Wunschgeburtsort sprechen.

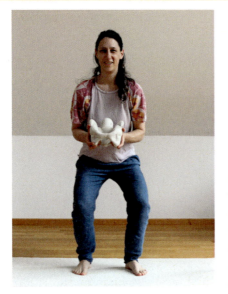

Abb. 20

Es gibt weitere unterschiedliche Ansätze, die dir neben der körperlichen Beckenbodenvorbereitung helfen können, dich geistig auf die Geburt vorzubereiten, wie z. B. Hypnobirthing, MBCP Mindful Birthing oder FlowBirthing. „Durch FlowBirthing stärkst du dein MindSet und findest in dir die Kraft und Stärke für eine natürliche, kraftvolle und selbstbestimmte Geburt in Anbindung an deine weibliche Kraft und im tiefen Vertrauen in dich, deinen Körper und deine Gebärfähigkeit. FlowBirthing stellt dich und dein Baby in den Mittelpunkt. Und steht für Geburten im Flow, in Würde und Freude sowie für eine neue, stärkende Geburtskultur." Katrin Lischko FlowBirthing Mentorin

Ich habe eine zweite Beckenboden-Meditation für dich (Abb. 19), bei der du lernst, deinen Beckenraum wahrzunehmen und zu entspannen. Du spürst mit der Zeit immer besser, welche Spannung er gerade hat und wie du ihn bewusst entspannen kannst.

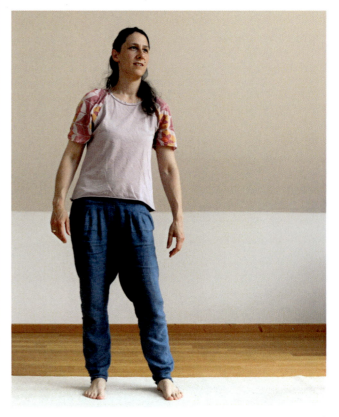

Abb. 19

Das Becken als flexibler Geburtsweg

Das Becken, ein starrer Knochen? Nein! Der Beckenring ist kein fester Ring, wie man sich das oft vorstellt, sondern muss (auch nicht nur unter der Geburt) sich bei Bewegung ständig flexibel sein und so Kräfte auffangen (Petermann 2011). Über Gelenke wird er zusätzlich beweglicher und kann sich unter der Geburt anpassen. Dazu zeige ich dir in einem Video (Abb. 20), wie sich der Beckenein- und ausgang über die Beckenbewegung verändern kann.

Die Beckenmuskulatur als weiches Polster und aktiver Wegweiser für dein Baby

Das Becken wird von Muskulatur ausgekleidet, was dem Baby den Weg und die Drehung durch das Becken weist (Franke 2019). Dabei beginnt der Hüftbeuger (Psoas-Muskel) als „Geburtsrutsche" und lässt das Baby in den Eingang gleiten, tiefe Hüftmuskeln polstern das Becken aus, der Beckenboden weist mit seinem Verlauf die Drehung des Köpfchens. Nun kannst du dir vorstellen, dass entspannte Muskeln sich besser dehnen lassen können und mehr Platz bereiten, weniger Schmerzen verursachen als verspannte. Kräftige Muskeln können dem Köpfchen mehr Führungshilfe geben, um es langsam durch das Becken zu führen als schwache. Der Beckenboden sollte also kräftig sein und entspannen können. Beckenbodentraining, was dir dies zeigt, hilft dir dabei, mit deinem Beckenboden in seine Vitalität zu kommen. Auch unter der Geburt lässt sich Spannung durch freie Bewegung ändern. Auch hier wird dein Körper dich leiten. Je weniger von außen eingegriffen wird, desto besser. Im Geburtsvorbereitungskurs wirst du verschiedene Geburtspositionen kennenlernen und ausprobieren. Dein Körper wird dich unter der Geburt leiten. Nur Handstand und Rückenlage solltest du vermeiden. Schon lange weiß man, dass die Rückenlage keine günstige Gebärposition ist, da sie das Risiko einer Geburtsverletzung erhöht (Albers 1996).

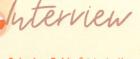

Spinning Babies® ist ein Konzept, dass durch Körperübungen und Bewegung das Becken mit seinen Bändern, Gelenken und Muskeln in eine gute Geburtsposition bringt. **Sonia Sampaolo ist Doula und Spinning Babies® Certified Parent Educator** und bietet den Elternkurs vor Ort in Hamburg sowie online an.

Was ist Spinning Babies®?

Hinter dem Begriff stecken Möglichkeiten, Schwangerschaft und Geburt auf körperlicher Ebene zu begleiten, d. h. verbreiteten, aber nicht normalen Schwangerschaftsbeschwerden, ungünstigen Lagen und Einstellungen der Kinder und damit auch langen, komplizierten Geburten entgegenzuwirken – was wiederum Erholung und Rückbildung nach der Geburt erleichtert.

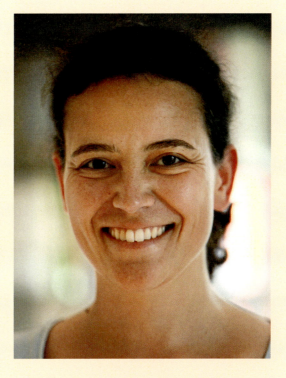

Wann kann ich das nutzen?

Die Tipps aus dem Bereich Haltung und Bewegung machen immer und für alle Sinn. Ab der 20. Schwangerschaftswoche kann es dann losgehen mit den Übungen für mehr Balance und Ausrichtung im Körper. Dafür ist es aber auch nie zu spät: Selbst wenn erst bei der Geburt Übungen zum Einsatz kommen, die dem Baby helfen, sich gut zu positionieren und die ihm im Becken mehr Platz schaffen, ist das für viele Mütter und Kinder eine große Erleichterung.

Wo kann ich mehr über Spinning Babies® erfahren?

Auf der Website SpinningBabies.com stehen alle Informationen zur Verfügung. Die Übungen und Techniken kann man über Videos lernen oder eben im Elternkurs. ENDE

Scanne einfach den QR-Code ein und du kommst zu allen beschriebenen Übungen aus diesem Buch.

Dammmassage – mache deinen Damm geschmeidig

Um dein Gewebe noch zusätzlich vorzubereiten, kannst du ab der 35. Woche ein Mal täglich eine Dammmassage machen. Schreiner (2018) fand heraus, dass sie die Wahrscheinlichkeit von Geburtsverletzungen, die genäht werden mussten, eines Dammschnittes und der Schmerzen drei Monate nach der Geburt verringert. Es lohnt sich also, es einmal auszuprobieren.

Als Damm wird das Stück zwischen hinterem Vaginaeingang und Enddarmausgang bezeichnet. Hier treffen einige Beckenbodenmuskeln zusammen und auch der Schließmuskel des Enddarmes ist hier verankert.

Bei der Geburt wird der Damm gedehnt. Um ihn dafür zu unterstützen, nimm dir täglich zehn Minuten, in denen du ungestört bist und suche dir einen gemütlichen und warmen Raum. Wasche dir erst einmal die Hände und nehme dann etwas Dammmassageöl z. B. von Ingeborg Stadelmann.

Es gibt nicht die beste Position. Sie sollte für dich entspannt sein. Das kann entweder im Liegen sein, im Stand mit einem Bein leicht erhöht auf dem Hocker (Abb. 21), den du vor der Toilette stehen hast (spätestens nachdem du das Kapitel zur beckenbodenfreundlichen Entleerung gelesen hast) oder in der Hocke etc. Auch für die Massage gibt es keine Techniken oder Zeitangaben, die richtig oder falsch sind. Es sollte sich für dich richtig anfühlen. Die Intensität kannst du bestimmen und sollte nicht über ein Wohlweh hinausgehen.

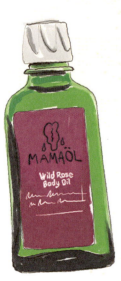

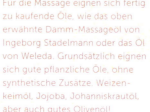

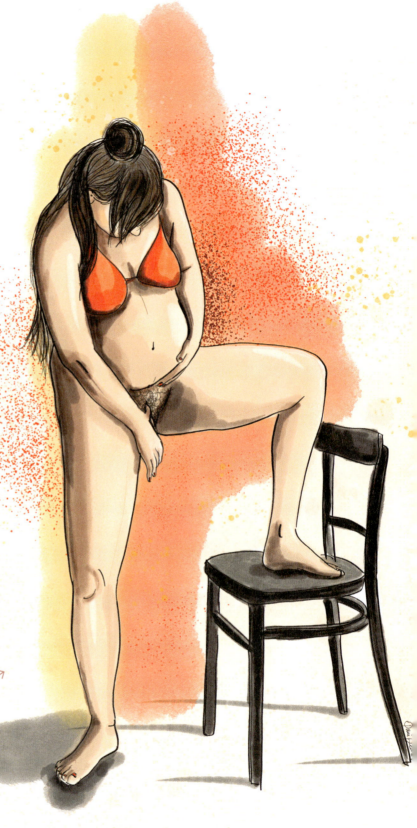

Für die Massage eignen sich fertig zu kaufende Öle, wie das oben erwähnte Damm-Massageöl von Ingeborg Stadelmann oder das Öl von Weleda. Grundsätzlich eignen sich gute pflanzliche Öle, ohne synthetische Zusätze. Weizenkeimöl, Jojoba, Johanniskrautöl, aber auch gutes Olivenöl!

Abb. 21

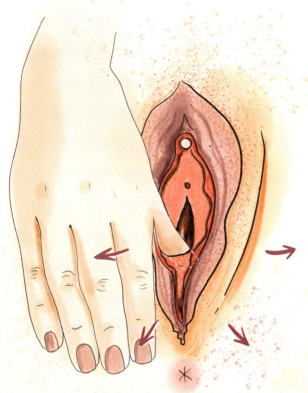

Führe deinen wenig eingeölten Daumen mit der Daumenunterseite Richtung Damm in die Vagina, deine Finger liegen außerhalb auf dem Damm. Schließe gern deine Augen und lasse deinen Atem ruhig in den Beckenboden fließen. Visualisiere mit deinem inneren Auge wie der Damm mit der Einatmung weit wird und mit der Ausatmung entspannen kann.

Dehne nun sanft den Damm in verschiedene Richtungen (Abb. 22). Du kannst die Dehnung jeweils über ein paar Atemzüge halten, wenn du möchtest.

Abb. 22

Dehne den Damm Richtung Enddarmausgang (Abb. 24) und lasse deinen Daumen (mit gehaltener Dehnung) im Halbkreis langsam nach rechts und links gleiten (Abb. 23). Du kannst dort wo du Spannung spürst auch verweilen und wieder für ein paar Atemzüge die Dehnung halten (oder kleine Kreise auf der Stelle machen) bis sich die Spannung verändert.

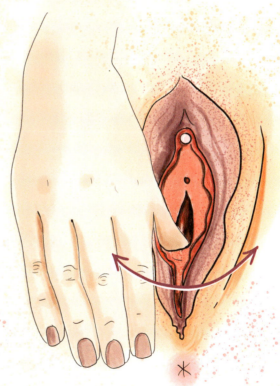

Abb. 23

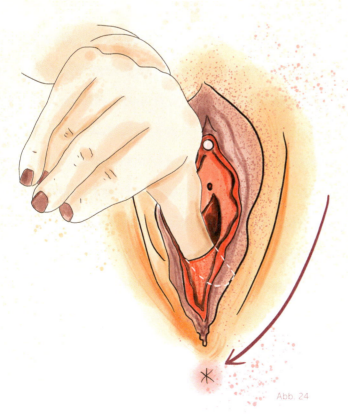

Abb. 24

Der Beckenboden in Höchstleistung

Du hast schon gelesen, dass der Beckenboden dem Baby den Weg auf die Welt weist und wie du ihn dabei unterstützen kannst. Bei der vaginalen Geburt dehnt er sich um das Dreifache seine ursprünglichen Länge (Lien 2004). Schon in der Schwangerschaft machen Hormone den Beckenboden weicher, und er verlängert sich um ungefähr ein Drittel (Alperin 2015), um sich auf die Geburt vorzubereiten. Das ist eine enorme Leistung, die sonst kaum ein Muskel unseres Körpers schafft.

Ich möchte gerne einen Vergleich zum Sport machen, um dir (und deinem Partner oder deiner Partnerin) das Verständnis einfacher zu machen. Wie unter der Geburt der Beckenbodenmuskel, stehen auch im Sport viele Muskeln unter Höchstleistung. Unter (zu) hoher Belastung oder ungenügendem Aufwärmen oder Training kann es dabei zu Verletzungen kommen: Die Fußballerin, die mit einem Muskelfaserriss vom Feld humpelt, die Turnerin, die sich die Bänder reißt,... Im Zusammenhang mit der Geburt geht der Beckenboden an seine Grenze, muss weit nachgeben und kann verletzt werden. Du hast vielleicht schon den Begriff Dammriss oder -schnitt gehört. Aber was bedeutet das? Beim Dammriss oder -schnitt wird die Beckenbodenmuskulatur verletzt. Man unterscheidet Dammrisse Grad 1–4 und Dammschnitte (Episiotomien), die mindestens einem Dammriss Grad 2 entsprechen. Ein Dammriss Grad 1 ist die Verletzung der Dammhaut, Grad 2 zusätzlich die Verletzung von Teilen der Beckenbodenmuskulatur (Schwellkörpermuskel und innerer Beckenbodenmuskel reißen oder werden teilweise geschnitten), Grad 3 zusätzlich die Verletzung des analen Schließmuskels, Grad 4 kompletter Riss bis zum Enddarmausgang. Außerdem kann es zu Verletzungen des inneren Beckenbodenmuskels im Verlauf oder an seinem Ansatz an der Symphyse (sog. Levatoravulsion) kommen. Es liegen unterschiedliche Zahlen zur Rate der Geburtsverletzungen vor. Seeger (2015) nennt eine Dammschnittrate von 25 % und eine Dammrissrate von 37 % (wovon in 20 % der Fälle die Beckenbodenmuskulatur und in 1,7 % auch der anale Schließmuskel mit betroffen ist). Risikofaktoren für solche Verletzungen sind v. a. Interventionen von außen durch Zange, Saugglocke oder Kristeller Griff, Gebärposition in Rückenlage, aber auch höheres Alter der Mama bei der Geburt, höheres Kör-

pergewicht, ein schwereres Baby oder vorausgegangene Schließmuskelverletzungen (IUGA 2017). Treffen einige Risikofaktoren auf dich zu, solltest du die Möglichkeit bekommen, die Alternative einer Bauchgeburt als Schutz vor Beckenbodenverletzungen abzuwägen. Dabei muss klar sein, dass in die Entscheidung, wie man entbinden möchte, nicht nur die körperliche Gesundheit des Beckenbodens und des gesamten Körpers, sondern auch die emotionale Gesundheit der Mutter und die Gesundheit des Kindes mit einbezogen werden sollte. Nichtsdestotrotz sollte es eine Option sein dürfen. Das Wichtigste ist, aufgeklärt zu sein, um für sich eine gute Entscheidung treffen zu können, die so schwierig wie individuell ist.

Bitte bedenke, dass eine Verletzung nicht gleich bedeutet, dass du später Beschwerden bekommst. Aber sie stellt ein Risikofaktor für Urin- oder Stuhlgangverlust und Organsenkungen (v. a. bei Zangen- oder Saugglockengeburten) dar (Handa 2011).

Jetzt denke noch einmal an die Sportlerin, was wird sie machen, wenn sie sich verletzt hat? Pause und Bein hochlegen! Sie würde merkwürdig angeschaut und von ihrer Trainerin gerügt werden, wenn sie dies nicht tun würde. Wahrscheinlich würde sie noch unterstützend Physiotherapie bekommen, um schnell wieder fit zu werden. Ich schreibe das so deutlich (und Achtung, es wird provokant), da uns Frauen oft die Pause nicht zugestanden wird (vom Partner, von den Großeltern, von der Gesellschaft, die erwarten, dass der Haushalt gemacht, dass das Kind sitzend an der Kaffeetafel vorgezeigt wird, etc.) oder wir uns sie nicht zugestehen. Aber, das sollte sich ändern! Denke an die Sportlerin. Die Regeneration ist so wichtig und du wirst es öfter in diesem Buch lesen, die ersten Tage und Wochen sind die Wichtigsten. Lasse Wochenbett WochenBETT sein. Lasse dich unterstützen. Frage deine Hebamme nach Unterstützungsmöglichkeiten, frage nach einer Physiotherapeutin, wenn du nach einer Geburtsverletzung mehr Hilfe benötigst (Kontakte hinten im Buch). Du brauchst die Funktion deines Beckenbodens und des Stützgewebes drumherum noch ein Leben lang. Es muss sich noch einiges ändern, dass jungen Familien mehr Unterstützung angeboten und wertschätzender mit der Leistung der Geburt umgegangen wird. Lasst es uns starten!

Wenn das Baby da ist...

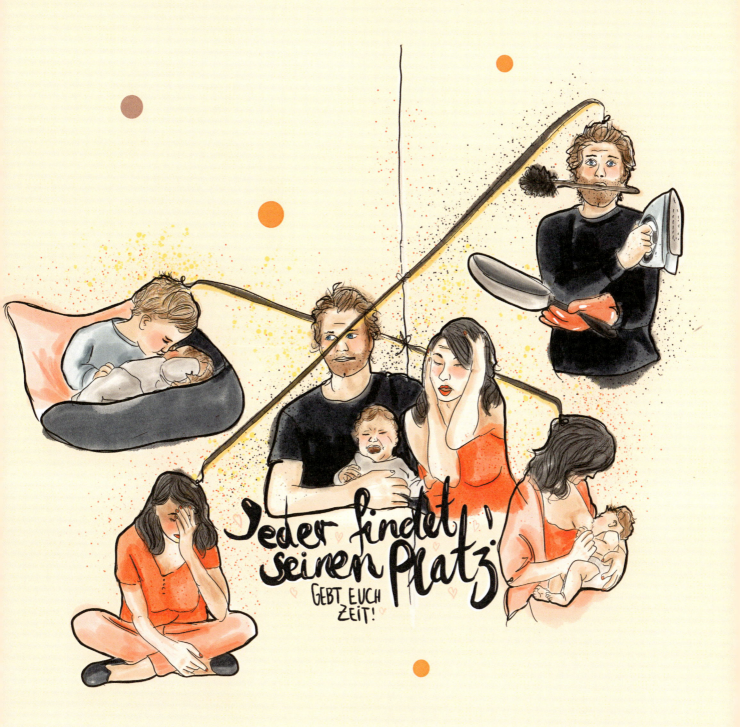

Abb. 25

... hast du keine Zeit mehr, dir diese Zeilen durchzulesen. Deshalb darfst du es jetzt schon tun. Denn die ersten Wochen sind auch für die Beckenbodenregeneration am wichtigsten. Die Geburt ist eine großartige Leistung von dir und deinem Beckenboden (auch nach einer Bauchgeburt, dein Beckenboden musste neun Monate Höchstleistung vollbringen). Jetzt darf er sich ausruhen und wieder zu seiner Kraft finden. Deshalb tust du dir und deinem Beckenboden einen Gefallen, wenn du dein Wochenbett WochenBETT sein lässt (du merkst, ich wiederhole mich, weil es wirklich wichtig ist) und dich hinlegst (nicht im Bett sitzt).

Dazu gibt es einen schönen Merksatz: Eine Woche im Bett, eine Woche auf dem Bett und eine Woche ums Bett herum. Wenn du das im Hinterkopf hast, super! Ich weiß, dass es mit Geschwisterkindern oder dem eigenen (oder gesellschaftlichen) Anspruch oft nicht einfach ist. Deshalb organisiere dir schon vor der Geburt Hilfe und übe dich im Hilfe annehmen (was so schwer ist, ich weiß). Ich schreibe dir im Infoteil nützliche Adressen dafür auf.

Vor der ersten Geburt kann man es sich oft nicht vorstellen, wie es nach der Geburt ist (du wirst an meine Worte denken, aber es gibt nach der Geburt viele Dinge, die neu sind und viele Bedürfnisse, die gestillt werden wollen: das Familienmobile muss neu ausgerichtet werden (Abb. 25), das Baby braucht Aufmerksamkeit rund um die Uhr, vielleicht sind da aber auch kräftezehrende trauernde Gedanken und Gefühle. Da bleibt oft der eigene Körper und das eigene Befinden auf der Strecke. Aber dein Körper beginnt gleich nach der Geburt mit den Aufgaben in seiner neuen Rolle und das auf Hochtouren: Die Gebärmutter bildet sich zurück, der Wochenfluss wird nach außen getragen, die Milchbildung kommt in Gang.

Ich möchte dir wenige, aber hilfreiche Tipps geben (neben den Alltagstipps, die du von weiter vorn schon kennst, die gelten für das frühe Wochenbett unbedingt auch), die dich bei dieser körperlichen und seelischen Umstellung unterstützen und die dir die ersten Tage im Krankenhaus oder auch zu Hause erleichtern.

Weniger ist im frühen Wochenbett mehr!

Auf dem Bauch liegen und atmen

Du darfst ab dem ersten Tag nach der Geburt auf dem Bauch liegen (Abwandlung nach der Bauchgeburt findest du weiter vorn im Buch). Der sanfte Druck auf den Bauch unterstützt den Wochenfluss und die Rückbildung der Gebärmutter. So zieht sie sich gut zusammen und findet leichter wieder in ihre ursprüngliche Position. Diese ursprüngliche Position ist wichtig für die Gebärmutter, da sie einer Senkung und somit auch effektiv unfreiwilligem Urinverlust vorbeugt. Ein weiterer Vorteil in Bauchlage ist, dass der Wochenfluss nicht über den Damm, der eventuell genäht oder gerissen ist, läuft und er so Zeit hat, trocken zu werden. Lege dich unterstützend dafür auf ein Handtuch, decke dich zu und lasse Luft an deinen Damm (Schlüppi und Vorlage weg).

Rolle dir ein Kissen zusammen und lege dich mit deinem Unterbauch (zwischen Bauchnabel und Schambein) in Bauchlage darauf (Abb. 26). Liege ruhig und entspannt, gern für eine halbe Stunde in dieser Position. Versuche, deine Atmung zum Kissen und zum Bauch hin zu lenken. Kürze die Zeit ab, wenn du Beschwerden bekommst. Wenn es an der Brust schmerzhaft ist, lege dir zusätzlich ein Kissen unter das Brustbein, um Druck auf der Brust zu verringern. Lege dich die ersten acht Wochen regelmäßig auf diese Weise auf den Bauch.

 Scanne einfach den QR-Code ein und du kommst zu allen beschriebenen Übungen aus diesem Buch.

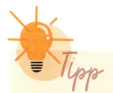
Zur weiteren Rückbildung habe ich im Kapitel Sport mehr geschrieben. Ich möchte hier noch etwas erwähnen, was meines Erachtens mehr Aufmerksamkeit geschenkt werden sollte. Denn wie du jetzt weist, spielt nicht nur der Beckenboden eine Rolle in der Vorbeugung von Organsenkungen und anderen Beschwerden, sondern auch das Stützgewebe. Wie können wir das in der Rückbildung unterstützen? In erster Linie durch Ruhe, Liegen und Entlasten. Aber ist das alles? Hier kommt ein noch nicht viel beachtetes Hilfsmittel ins Spiel, das Pessar. Ich vergleiche es gern mit einer innerlichen Stützbandage für die Vagina. Oft verschrien als Alte-Frauen-Hilfsmittel, denke ich, dass es ein besseres Image verdient hat. Es tut sich viel in dem Bereich. So wurde z. B. ein Pessar speziell für die Phase nach der Geburt entwickelt (das restifem®), um präventiv Organsenkungen vorzubeugen. Aber auch bei Senkungsbeschwerden, die trotz kräftiger und entspannungsfähiger Beckenbodenmuskulatur bestehen, kann dich ein Pessar unterstützen. Je nach Schwerpunkt ihrer Arbeit, kann dich deine Gynäkologin vor Ort beraten und dir dieses Hilfsmittel anpassen und verschreiben. Wenn sie das nicht tut, suche dir ein spezialisiertes Beckenbodenzentrum in deiner Nähe, was das kann.

Hebamme Julia Budimann erklärt, was du unterstützend zur Wundheilung tun kannst: *„Ich empfehle als erstes mit der Geburt ins Reine zu kommen. Wenn es nicht nur eine körperliche Narbe, sondern auch eine seelische ist, ist die Heilung schwieriger. Dazu kann dich deine Hebamme unterstützen und dir ggf. weitere ExpertInnen vor Ort empfehlen. Ansonsten versuche die Wunde immer gut trocken zu halten. Bei einer Bauchgeburtsnarbe sollte keine Hautfalte über der Narbe reiben. Lege in dem Fall eine trockene Mullbinde oder Heilwolle dazwischen. Nachdem die Fäden sich aufgelöst haben oder gezogen wurden, kannst du mit leichter Narbenmassage mit Narbengel von Wala oder Bepanthen beginnen. Bei Narben durch eine Dammverletzung ist es auch wichtig sie trocken zu halten, was durch den Wochenfluss erschwert ist. Verwende am besten keine Plastikbinden, sondern luftdurchlässige Baumwollbinden und klappe sie im Liegen auch mal nach unten, dass viel Luft an den Damm kommt. Außerdem kannst du täglich ein entzündungshemmendes Sitzbad mit Eichenrinde oder Tannolact machen."*

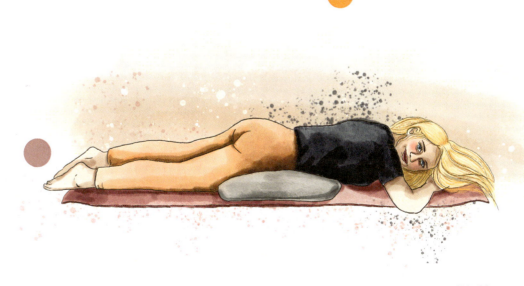

Abb. 26

Woher weiß ich, dass ich mir ärztliche und therapeutische Unterstützung holen sollte?

Die Frage klingt vielleicht erst einmal banal, aber eigentlich reden wir Frauen (und auch Männer) nicht über Dinge wie, wie oft ist es normal auf die Toilette zu gehen, ist es normal in der Schwangerschaft oder nach der Geburt unfreiwillig Urin oder Pupse zu verlieren, wie mache ich richtig mein großes Geschäft, ist es normal nach der Geburt Schmerzen beim Sex zu haben, wie fühlt sich die Vagina nach der Geburt an, wird es wieder wie vorher?

Deshalb lasst uns darüber sprechen! Du sollst nichts „aushalten" müssen, was jetzt anders ist, auch wenn es vermeintlich „normal" nach der Geburt ist. Es gibt kein Problem, was zu klein ist, um sich Unterstützung zu suchen. Wenn du in der Schwangerschaft oder nach der Geburt unter ungewolltem Urinverlust beim Husten, Niesen, Kind hinterher rennen, aufstehen von der Toilette etc. leidest oder es nicht mehr rechtzeitig zur Toilette schaffst, wenn deine Blase, dein Darm voll ist, wenn du ein Druckgefühl nach unten hast, sprich das bei deiner FrauenärztIn an. Lasse dich nicht abwimmeln oder deine Beschwerden „als normal" abstempeln, berichte ihr von den Möglichkeiten, die du hier im Buch kennengelernt hast und lasse dich von einer spezialisierten PhysiotherapeutIn unterstützen! Auch mit Druckgefühl nach unten, Fremdkörpergefühl („da ist etwas, was da nicht hingehört") in der Vagina, Schmerzen im Beckenboden, Symphysenschmerzen, Ischiasschmerzen oder Rückenschmerzen, suche dir Hilfe!

Durch gezielte Therapie und Verhaltenstipps kann Schmerz gelindert werden und weiteren Beschwerden nach der Schwangerschaft entgegengesteuert werden! Auch, wenn du aus vorherigen Schwangerschaften eine Rektusdiastase mit in die Schwangerschaft bringst, ist es sinnvoll, bereits in der Schwangerschaft mit speziellen Übungen zu beginnen. Kontakte dazu findest du auf den nächsten Seiten.

Wenn du Fragen an mich hast, schaue gern auf meinem Blog **www.dorfmutti.de/blog** vorbei oder verbinde dich mit mir auf meiner Instagramseite **@dorf_mutti**. Ich freue mich über Themenwünsche und deine Nachricht!

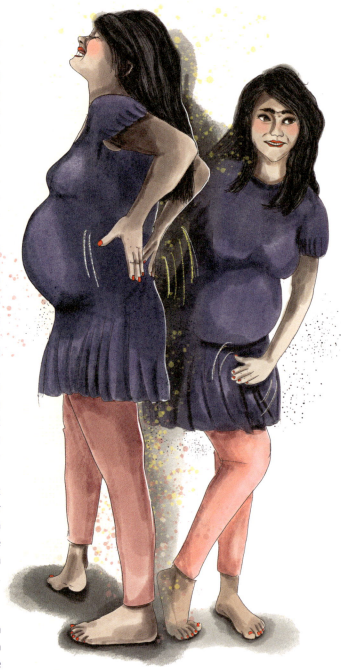

Weiterführende Informationen und hilfreiche Adressen

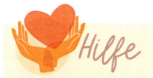 Hilfe

Expert*Innen in deiner Nähe findest du hier:

- Beckenbodenzentren und spezialisierte ÄrztInnen:
www.kontinenz-gesellschaft.de

- Spezialisierte PhysiotherapeutInnen für den Beckenboden:
www.ag-ggup.de/therapeutenliste/thera-peutenliste-beckenboden

- Auf die Rektusdiastase spezialisierte Therapeut*Innen oder Trainer*Innen:
www.rektusdiastase.info/werhilftmir/ diastasisrehab.com/pages/licensees (Tupler Technique) www.tupler-technique.info/therapeut-finden www.mamaworkout.de/trainer-register www.mamasmitte.de/trainer-innen

- Doulas:
www.doulas-in-deutschland.de/ doula-finden

- TrageberaterInnen:
www.tragenetzwerk.de/index.php/ beraterinnenliste www.trageschule-hamburg.de/index.php/ berater-in-finden

- TRE®-Provider:
www.tre-deutschland.de

- Flowbirthing-MentorInnen:
www.flowbirthing.de/netzwerk/business-category/mentorinnen/mentorinnen-deutschland

Hilfreiche Bloge:

Bloge von Beckenbodenphysiotherapeutinnen:

- Alexandra berichtet u.a. über den Beckenboden während der Schwangerschaft und Geburt:
www.beckenbalancephysiotherapieblog. wordpress.com/blog-2

- Lucia klärt u.a. über Geburtsverletzungen auf:
www.beckenbodenphysiotherapielucyre-port.news.blog

- Ich berichte über verschiedene Themen rund um den Beckenboden und die Frauengesundheit:
www.dorfmutti.de/blog

Nützliche Infos:

- Informiere dich über deine Rechte in Schwangerschaft und Geburt:
GreenBirth e.V.: **www.greenbirth.de/de**
Mother Hood e.V.: **www.mother-hood.de**

- Die Kaiserschnitt-, Dammschnitt-, Saugglocke-Zangenrate vor Ort:
www.mother-hood.de/informieren/kaiser-schnittrate-suche

- Spinning Babies® bringe mit Körperübungen und Bewegung das Becken in eine gute Geburtsposition:
www.spinningbabies.com

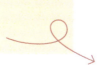

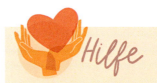
Hilfe

Unterstützung für die Zeit rund um die Geburt:

- Gesellschaft für Geburtsvorbereitung:
  www.gfg-bv.de/angebote-fuer-schwangere-muetter-familien.html

- Unter dem Stichwort „Babylotse" und dem Namen deiner Stadt findest du Unterstützungsangebote rund um die Geburt

- Infos zu Familienhebammen:
  www.hebammenverband.de/familie/hebammenhilfe/familienhebammenfruehe-hilfen

- Informationen zur Haushaltshilfe nach § 24h SGB V:
  www.sozialversicherung-kompetent.de/krankenversicherung/leistungsrecht/762-haushaltshilfe-schwangerschaft-entbindung.html

Bezugsquellen:

- Kackhocker für eine leichte Entleerung z.B. unter:
  www.kackhocker.de

- Po Dusche für eine angenehme Entleerung und Reinigung nach der Geburt z.B. von
  www.happypo.de/

- Das Dammmassageöl und weitere Stadelmannprodukte z.B. hier:
  https://shop.bahnhof-apotheke.de

- Einlaufgerät (Irigator) z.B. von
  HailiCare Enema Bag Kit

Kontakte der Interviewpartnerinnen

Ernährungsberatung:
- Mütternahrung Beratungen und Kurse rund um die Ernährung Gabriela Schlemenat und Ann Loos:

  Gabriela Schlemenat
  Ganzheitliche Ernährungsberatung für Schwangere und Stillende
  Praxis Kleines Glück
  www.kleines-glück-online.de

  Ann Loos
  Hausgeburtshebamme
  info@hebamme-ann.de
  www.hebamme-ann.de

Trageberatung:
- Karen Unger
  kontakt@trageberatung-unger.de
  www.trageberatung-unger.de

Mentale Geburtsvorbereitung:
- Katrin Lischko
  FlowBirthing Mentorin & ThetaHealing® Practitioner
  katrin@lischko.de
  www.lischko.de

Spinning Babies®:
- Sonia Sampaolo
  Doula und Spinning Babies® Certified Parent Educator
  kontakt@inGeborgenheit.de
  www.soniasampaolo.de

Unterstützung der Wundheilung:
- Julia Budimann
  Hebamme in Budis Nestchen
  kontakt@hebammebraunschweig.de
  www.hebammebraunschweig.de

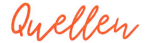

Quellen

Albers, L.L. et al (1996a): *Factors related to perineal trauma in childbirth*. J Nurse Midwifery 41(4): 269-276.

Alperin M. et al (2015): *Pregnancy-induced adaptations in the intrinsic structure of rat pelvic floor muscles*. Am J Obstet Gynecol.;213(2):191.

Barakat et al (2011): *Exercise during pregnancy improves maternal health perception: a randomized controlled trial*. American Journal of Obstetrics and Gynecology 204(5):402.

Beckmann, M (2013): *Antenatal perineal massage for reducing perineal trauma*. Cochrane database of systematic reviews (Online)

Berceli, D. (2018:. *Körperübungen für die Traumaheilung und für Stressreduktion im Alltag*. NIBA e.V.

Chang S-C et al (2011): *Effects of pushing intervention on pain, fatigue and birthing experiences among Taiwanese women during second stage of labor*. Midwifery 27(6), 825-831.

Franke, T. (2019): *Geburt in Bewegung – die Kräfte nutzen*. Elwin Staude Verlag: Hannover.

Handa VL et al. (2011): *Pelvic floor disorders 5–10 years after vaginal or cesarean childbirth*. Obstet Gynecol. 2011;118(4):777-784.

IUGA (2017): *Maternal Pelvic Floor Trauma A Guide for Women*. Zugriff am 20.05.21 unter https://www.yourpelvicfloor.org/media/Maternal_Pelvic_Floor_Trauma.pdf

Koch, L. (2020): *The Psoas Book: 30th Anniversery Revised 2020 Edition (English Edition)*. Kindle eBooks.

Lien KC. et al (2004): *Levator ani muscle stretch induced by simulated vaginal birth*. Obstet Gynecol;103:31-40.

Mørkved et al (2003). *Pelvic floor muscle training during pregnancy to prevent urinary incontinence: a single-blind randomized controlled trial*. Obstet Gynecol.;101(2):313-9.

Petermann, S. (2011): *Spiraldynamik® zur Vermeidung von Geburtsblockaden. In: Hildebrandt (Hrsg). Der Geburtsstillstand als komplexes Problem der moderenen Geburtshilfe*. Jahrbuch der Dresdener Akademie für individuellen Geburtsbegleitung. Frankfurt am Main: Mabuse-Verlag.

QUAG e.V. (Gesellschaft für Qualität in der außerklinischen Geburtshilfe e.V.) 2011: *Pilotprojekt zum Vergleich klinischer Geburten im Bundesland Hessen mit außerklinischen Geburten in von Hebammen geleiteten Einrichtungen bundesweit*. Zugriff am 10.05.2021 unter: http://www.quag.de/downloads/VergleichGeburtenGKV-SV.pdf

Schreiner, L., et al. (2018): *Systematic review of pelvic floor interventions during pregnancy*. Int J Gynecol Obstet, 143: 10-18.

Seeger, S. (2015): *Prävention und Versorgung von Geburtsverletzungen*. Zugriff am 08.06.21 unter https://geburtshilfe-halle.de/fileadmin/user_upload/media/Vortraege_Scripte/Geburtsverletzungen-gyntogo_2015_Onlineversion.pdf

Siahkal SF et al (2020): *Maternal, obstetrical and neonatal risk factors' impact on female urinary incontinence: a systematic review*. Int Urogynecol J.

Schreiner, L et al (2018): *Systematic review of pelvic floor interventions during pregnancy*. Int J Gynecol Obstet, 143: 10-18.

Sulprizio et al (2011): *Erleben sportliche Frauen weniger Geburtsschmerz?* Deutsche Hebammen-Zeitschrift ; 2011, 6. - S. 28-30

van Veelen et al (2014): Ultrasound imaging of the pelvic floor: changes in anatomy during and after first pregnancy. Ultrasound Obstet Gynecol. 44(4):476-80.

Woodley SJ et al. (2020): *Pelvic floor muscle training for preventing and treating urinary and faecal incontinence in antenatal and postnatal women* (Review)

Vaziri F et al (2016): *Spontaneous pushing in lateral position versus valsalva maneuver during second stage of labor in maternal and fetal outcomes:*
A randomised clinical trail. Iran Red Crescent Medical Journal 18(10):e29279.

Wichtiger Hinweis

Alle Behandlungsvorschläge, Hinweise, Tipps und Übungen in diesem Buch sind von der Autorin sorgfältig geprüft worden. Sie ersetzen jedoch nicht die persönliche Begleitung und Therapie durch behandelnde ÄrztInnen oder PhysiotherapeutInnen.
Im Zweifelsfall, bei akuten Schmerzen, Blutungen oder deutlichen Symptomen, die dich beunruhigen und die du nicht einordnen kannst, muss für eine Diagnose und entsprechende Therapie stets ein/e ÄrztIn aufgesucht werden. Eine Haftung vonseiten der Autorin wird ausdrücklich ausgeschlossen.

© 2023 Anja Sippel, 3. Auflage
Herausgeber: Heldinnen Verlag GbR Anja Sippel, Gabriela Schlemenat, Elena Lierck, Kirchstraße 1, 38170 Kneitlingen
Autorin: Anja Sippel ›Dorfmutti‹
Umschlaggestaltung, Illustration und Layout: Dani Becker Design&Illustration, www.dani-becker.de
Lektorat und Korrektorat: Stefanie Albrecht, Katrin Lischko, Ina Bodenstedt
Druckerei: DruckTeam Druckgesellschaft mbH, Hannover
Gedruckt in Deutschland

Bildachweis: Seite 4, 5, 10 von Mara Steinwachs, www.maramirage.de, Seite 13 von Annemarie Lea Geburtsfotografie, Seite 18 von Karen Unger, Seite 25 von Sonia Sampaolo, Illustrationen auf den Seiten 2, 6, 7, 8, 9, 11, 12, 15, 16, 17, 19, 20, 21, 22, 23, 26, 27, 29, 31, 32 von Dani Becker Design&Illustration, alle anderen Bilder von Anja Sippel

ISBN: 978-3-9823596-0-1
www.heldinnen-verlag.de

www.dorfmutti.de
www.instagram.com/dorf_mutti